핵약, 뿌리까지 없애는 암치료 혁명

핵약, 뿌리까지 없애는 암치료 혁명

핵약,
뿌리까지 없애는 암치료 혁명

김종윤 지음

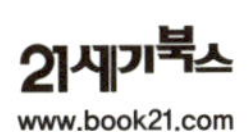

21세기북스
www.book21.com

암과 싸우고 있는 분들께

암치료와 임상 연구를 시작한 지 어느덧 20년이라는 시간이 흘렀습니다. 제가 암과 난치병 치료에 한 평생을 바치게 된 계기는 어머니의 병환에서 비롯되었습니다. 20년 전 어머니의 병을 치료하기 위해 전국 방방곡곡으로 명의를 찾아다니던 저는 신약으로 난치병을 치료하던 인산 김일훈 선생님을 만나게 되었습니다. 선생님의 처방으로 어머니의 병을 완치한 것을 계기로 저는 현대의학의 한계를 뛰어넘는 의학의 필요성을 절감하게 되었습니다. 그래서 중국으로 건너와 중의학을 공부하고, 중의사가 되어 암과 난치병 치료에 투신하게 되었습니다.

제가 현대의학이 아닌 중의학을 선택한 것은 현대의학이 암을 빠르게 치료하는 데에는 효과가 있지만 면역력을 떨어뜨리는 등의 부작용을 갖고 있기 때문입니다. 저는 현대의학의 장점을 지키면서 부작용을 없앨 수 있다면 암과 난치병 치료에 획기적인 일이 될 수 있을 것이라 생각하고 의학에 입문하고자 했습니다. 그러나 서양의학 위주로 되어 있는 한국 의학계에서 쉽지 않은 일이라는 것을 깨닫는 데에는 그리 오랜 시간이 걸리지 않았습니다. 과학으로 밝혀진 이론과 방법 이외에는 그 무엇도 인정하지 않는 환경에서 저의 뜻을 펼치는 것은 불가능했기에 보다 개방적이고 실용적인 중국을 선택하게 되었습니다.

중국으로 온 저는 중의학을 공부하고 중의사가 되어 암과 난치병에 관한 연구를 거듭해왔습니다. 스승님은 평소 "육신의 병이든 마음의 병이든 영적으로 오는 병이든 모두 신비한 신약으로 치료할 수 있다"고 하셨는데, 그 말씀은 저의 의학의 종지가 되었고, 핵약과 핵의학의 시발이 되었습니다. 이후 저는 화학약품에 전적으로 의존함으로써 적잖은 부작용을 낳고 있는 서양의학의 맹점을 극복하기 위해 자연의 섭리를 살릴 수 있는 천연약재 연구에 특히 몰두하였습니다. 그 결과, 화학항암제 이상으로 강력하게 암세포를 제거하면서 동시에 면역력을 증대시키는 핵약을 개발해내기에 이르렀습니다.

핵약은 자연이 인간에게 선물한 천연약재를 법제하여 만든 천연항암제이자 고도의 세포조직 재생제입니다. 법제란 약재가 가지고 있는 독성을 없애거나 제2의 첨가물을 배합하여 약의 작용기전을 바꾸는 과정을 뜻합니다. 한약이 초목이나 동물, 일부의 곤충과 광석물을 원료로 사용하는 것과 달리, 핵약은 특수한 약용원료를 과학적으로 추출하고 합성합니다.

핵약은 대부분 두 가지 이상의 약용원료를 합성하여 만들어지므로 합성핵약이라고도 합니다. 합성핵약은 고온이나 고압력에서 특수하게 만들어진 약용 광물질과 천연약초추출물을 합성하여 제조하기도 하고 특수하게 사육한 동물의 특정부위를 이용하기도 합니다. 또한 기존의 한방의서에서는 찾아볼 수 없었던 약용원료를 이용하거나 특수한 원료인 웅담, 우황, 사향 등을 사용하여 주사제를 만들기도 합니다.

저는 이것을 인산 선생님께 배운 천연약재에 대한 지식을 기초로 연구하고 현대 중의종양학의 천연약재 추출기술을 접목하여 임상 실험을 거듭한 끝에 개발해 냈습니다. 지난 20년 간 핵약과 핵의학은 발전을 거듭하여, 지금은 먹는 천연 핵약 항암제의 순도를 높이는 한편 치료 속도가 빠른 정맥주사용 핵약 항암제 개발에 주력하고 있습니다. 저는 "미래의 의학은 핵약과 핵의학이다"라고 감히 단언합니다. 인류의 의학은 고도의 과학 발전에 힘입어 크게 변화할 것이고, 그 중심에 '핵약과 핵의학'이 자리하여 병고로 신음하는 인류에 구원이 될 것이기 때문입니다.

　많은 분들이 저에게 묻습니다. 암 치료에서 가장 중요한 것이 무엇이냐고. 그럴 때면 저는 한 마디로 대답합니다. '치료속도'라고. 암은 무한증식의 특성을 갖고 있습니다. 따라서 암을 없애려면 암이 증식하는 속도보다 더 빨리 암세포를 잡아내야만 합니다. 물론 암을 치료하기 위해서는 맑은 공기나 깨끗한 물, 신념, 사랑 모두가 필요합니다. 그러나 치료 속도가 느리면 그 모든 것은 아무 소용이 없습니다.

　제가 치료 속도를 강조하면 많은 분들이 항암제와 방사선 치료, 수술을 말씀하십니다. 그러나 제가 말하는 치료 속도에는 '건강한'이라는 전제가 들어 있습니다. 치료 속도가 빨라도 건강하지 않으면 안 되고, 방법이 건강해도 치료 속도가 느리면 안 되는 것입니다. 때문에 저는 화학항암제와 방사선, 일반 한약, 건강식품으로는 암을 치료할 수 없다고 말합니다. 화학항암제와 방사선은 치료 속도는 빠른 대신 건강을 해치고, 일반 한약과 건강식품은 건강은 지키나 치료 속도를 담보할 수 없기 때문입니다.

핵약은 현대의학이 안고 있는 문제를 상당 부분 해결했습니다. 화학항암제만큼 빠른 속도로 암세포를 제거하는 동시에 면역력을 높임으로써 암치료의 핵심적인 과제를 해결한 것입니다.

부작용 없이 빠르게 암세포를 제거하는 핵약치료법은 절망에 빠진 많은 말기암 환자들에게 완치의 기쁨을 안겨주었습니다. 양쪽 폐가 완전히 암세포로 변한 말기암 상태에서 찾아온 이동기 선생님은 치료 한 달 만에 한쪽 폐가 완전히 정상화되고, 수 개월 만에 나머지 폐까지 완치되었습니다. 간염을 거쳐 발병된 간암으로 암세포가 7센티미터까지 커졌던 전병주 선생님은 핵약을 처방 받은 지 한 달 만에 암세포가 4센티미터로 줄어들고, 6개월 만에 완전히 치유되는 기적의 주인공이 되었습니다. 그 밖에도 많은 환자들이 핵약 치료의 혜택으로 생명은 물론 건강을 되찾았습니다.

생을 거의 포기한 듯한 절망적인 얼굴로 찾아왔다가 수개월 만에 건강한 모습으로 만면에 웃음을 띠며 인사하는 환자들을 볼 때마다 저는 벅찬 보람과 함께 다시 태어난 듯한 기쁨을 느낍니다.

지난 2008년 2월, 저는 중국 국가중의약관리국으로부터 매우 기쁜 소식을 전해 들었습니다. 《중국 국가의료전서》에 저의 암치료제와 암치료법이 채택되어 등재되었다는 것이었습니다. 중국은 몇 년 전부터 중요한 국책 사업의 하나로 암과 난치병 치료 분야를 대대적으로 지원해오고 있습니다. 우이 부총리를 필두로 국가중의약관리국(이하 국의관)이 관리하는 이 사업은 십일오 사업이라고도 불리는데, 이 사업에서 가장 중요한 과제 중 하나가 바로 《국가의료전서》를 발행하는 일입니다. 국의관은 국가의료전서를 발행하기 위해 전 중국을 대표하는 의료기술을 취합하고 있었는데, 저의 치료 방식이 선정된 것입니다. 뿐만 아니라 국의관은 제가 개발한 핵약과 핵의학의 가치를 높이 인정하여 저를 《국가의료전서》의 편집위원으로 추대하였습니다. 이렇게 해서 새로운 암치료법인 핵약과 핵의학은 세상에 알려지게 되었고, 저는 한국인으로서는 유일무이하게 중국의료전서 편집위원이 되는 동시에, 외국인으로서 유일하게 《국가의료전서》와 국의연감에 암치료 전문의로 등재되는 영광을 누리게 되었습니다.

외국인에게 배타적인 중국에서 암치료의 권위자로 인정받게 된 것은 이루 말할 수 없는 영광입니다. 그러나 마음 한 켠에는 여전히 아쉬움이 남아있습니다. 서양의학의 치료법 이외에는 인정하지 않는 고국의 현실 때문입니다.

중국에서 진료를 하면서 가장 부러운 것은 중서의 결합입니다. 실사구시 정신을 중요하게 여기는 중국에서는 양방과 한방이 똑같이 인정되므로 통합해서 치료하는 것이 가능합니다. 이는 암과 같은 난치병 치료에 있어 매우 고무적인 일입니다. 환자의 고통을 줄이고 완치율을 높이는 데 매우 큰 효과가 있기 때문입니다. 앞에서도 말했듯이 서양의학은 암세포를 빠르게 제거하는 데에는 효과가 있습니다. 그러나 서양의학의 암 치료법인 수술과 화학항암제, 방사선 치료에는 필수적으로 부작용이 따릅니다. 면역력을 떨어뜨리는 것은 물론 부분 치료에 집중한 나머지 전신 건강을 해쳐 재발을 불러오기도 합니다. 이러한 부작용을 막기 위해서는 면역력을 강화시켜야 하는데, 화학약품에 의존하는 서양의학이 이 역할을 하는 데에는 한계가 있습니다. 때문에 세계 많은 나라들이 서양의학의 한계를 보완하기 위해 서양의학을 보완하는 통합치료를 인정하고 있는 추세입니다.

그러나 통합치료 역시 한계는 있습니다. 서양의학의 맹점을 보완한다는 점에서는 진전이라고 할 수 있겠지만, 서양의학의 부작용을 막지는 못합니다. 부작용이 생기는 것을 속수무책으로 지켜보다가 뒤늦게 나서야 하는 것입니다.

의료진인 저의 입장은 둘째치고라도 환자들의 입장에서 볼 때 참으로 안타까운 일이 아닐 수 없습니다. 화학항암제 대신 천연물 항암제를 쓰면 부작용 없이 암세포를 깨끗이 제거하고 면역력까지 높일 수 있는데, 서양의학만이 의학이라는 고정관념 때문에 속수무책으로 전이와 재발을 반복하는 것을 보면 답답하고 너무나 안타깝습니다.

그동안 타국 땅 중국에서 암환자들을 치료하면서 저는 늘 고국의 환우들을 떠올렸습니다. 비록 고국에서 치료할 수 없는 상황이지만 어떻게든 그 분들에게 도움을 드리고 싶었습니다. 암은 불치병이 아니며 마음만 먹으면 얼마든지 완치할 수 있는 병이라는 것을 알려주고, 부작용 없이 치료하는 길을 안내함으로써 새 삶을 찾아주고 싶었습니다. 이것이 바로 제가 이 책을 쓰게 된 이유입니다. 20년 간의 연구 결과를 담은 이 책이 절망에 빠진 환우들과 그 가족들에게 조금이나마 용기와 희망을 불어넣어주게 되길 간절한 마음으로 기원합니다.

2010년 1월

북경 천단병원 핵약 · 핵의학암센터에서

김종윤

4장 암 완치, 예방과 재발 방지에 달려있다

5장 암치료의 스승들

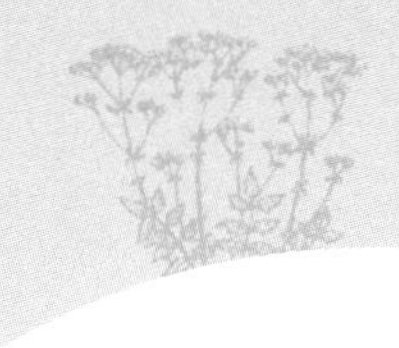

1장

암세포보다 더 무서운
무지가 암을 키운다

1

암 진단을 받자마자
암 박사가 돼라

암보다 무서운 것은 암에 대한 지나친 공포심이다

의료기술이 발달하면서 질병의 완치율이 높아지고 있지만, 여전히 암은 사망 원인 1위를 차지하는 치명적인 질병으로 손꼽히고 있습니다. 2006년 한 해에 65,900명, 전체 사망자의 27퍼센트가 넘는 사람이 암으로 세상을 떠난 것만 봐도 알 수 있습니다.

현실이 이러하다 보니 암에 대한 인식은 부정적일 수밖에 없습니다. 삼성서울병원 암센터가 얼마 전 일반인 1,000명을 대상으로 '암에 대한 인식조사'를 실시, "암 하면 가장 먼저 생각나는 것"을 물었더니 응답자의 33.5퍼센트가 '죽음'이라고 답했다고 합니다. 응답자들은 그 밖에도 고통, 불치병, 경제적 부담 등이 떠오른다고 대답함으로써 암에 대한 공포가 얼마나 심각한지 드러냈습니다.

암에 대한 공포심은 편견을 낳기도 합니다. 일례로 이 조사에서 많은 응답자들이 "가장 피하고 싶은 질병"으로 '암'을 꼽았습니다. 에이즈와 치매를 제치고 말입니다. 사망률이 높으니 치사율도 가장 높다고 생각하는 모양인데, 실제로 암은 에이즈나 치매와는 비교가 안 될 정도로 덜 위험합니다. 이는 에이즈로 사망하는 환자가 10명 중 7~8명에 이르는 데 반해 암으로 사망하는 환자는 10명 중에서 2명 정도에 불과한 것만 봐도 알 수 있습니다. 그럼에도 불구하고 많은 사람들이 암을 죽음을 부르는 질병으로 여기고 있는 실정입니다.

:: 암 발생 통계

국가 암 발생 통계 산출 결과, 2003년-2005년 평균 암 발생건수는 132,941건이었으며, 남자는 72,952건, 여자는 59,989건이었다. 연평균 조발생률은 인구 10만 명당 274.1건이며, 남자는 300.0건, 여자는 248.2건이었다.

똑똑한 암세포를 이기려면 암보다 더 똑똑해져라

물론 암은 위험한 질병임에 틀림없습니다. 발병 원인이 확실히 밝혀지지도 않았고, 증식 속도가 매우 빠른데다 전이도 잘 되고 완치하기가 매우 어렵습니다. 그러나 에이즈나 치매처럼 한 번 발병하면 낫기 힘든 병은 결코 아닙니다. 치료만 잘 하면 얼마든지 나을 수 있고 완치할 수 있습니다. 실제로 암 환자 중의 절반 정도가 암 선고를 받고 5년 이상 생존한다고 합니다.

그렇다면 누가 살고 누가 죽는 것일까요? 대체로 긍정적인 사람, 노력하는 사람이 더 생존율이 높다고 합니다. 암에 걸렸다는 말을 듣자마자 공포감에 휩싸여 만사 의욕을 잃고 드러눕는 사람보다는 암을 물리칠 수 있다는 신념을 갖고 열심히 생활하는 사람이 더 잘 낫습니다. 막연한 불안감으로 의사에게 의지만 하는 사람보다는 암에 대해 공부하고 자신에게 맞는 치료법을 선택하는 사람이 더 오래 삽니다.

암세포는 매우 지능적인 존재입니다. 숙주인 환자의 상태에 따라 증식과 전이가 달라지는 세포입니다. 숙주인 환자가 의욕을 잃고 자리보전을 하면 면역력이 떨어져 암세포가 옳다구나 활개를 치는 반면, 환자가 식생활도 바꾸고 운동도 하면서 면역을 키우면 암세포는 움츠러들게 됩니다.

암세포를 이기려면 암을 잘 알아야 합니다. 암이 발병한 원인을 알아야 암세포를 만든 원인을 없앨 수 있습니다. 암세포가 어떤 환경에서 잘 증식하는지 알아야 암세포가 살 수 없는 환경을 만들 수 있습니다. 암을 완치하려면 암세포를 효과적으로 없애면서 동시에 면역력도 높일 수 있는 치료법을 알아야 합니다.

: : 한국인 주요암의 5년 생존율 추이

발생 순위	전체			
	발 생 년 도			
	암종	'93-'95	'96-'00	'01-'05	증강
–	모든 암	41.2	44.0	52.2	+11.0
1	위	42.8	46.6	56.4	+13.6
2	폐	11.3	12.7	15.5	+ 4.2
3	대장	54.8	58.0	64.8	+10.0
4	간	10.7	13.2	18.9	+ 8.2
5	갑상샘	94.2	94.9	98.1	+ 3.9
6	유방	77.9	83.2	87.3	+ 9.4
7	자궁경부	77.5	80.0	81.1	+ 3.6
8	쓸개 및 기타 담도	17.3	19.7	22.3	+ 5.0
9	췌장	9.4	7.6	7.8	– 1.6
10	전립샘	55.9	67.2	76.9	+21.0

출처: 중앙암등록본부

암을 물리치고 싶다면 암에 걸렸다고 절망하지 말고, 병원과 의사에게 무조건 맡기지 말고 공부해야 합니다. 수많은 암 환자 중에 암을 물리치고 완치된 사람들은 대부분 열심히 공부하고 노력한 사람입니다. '하늘은 스스로 돕는 자를 돕는다'는 말은 암 환자가 반드시 명심해야 할 말입니다.

2

암환자가 반드시 알아야 할 암의 정체

우리 몸을 파괴하는 돌연변이 세포

사전에 정의된 암은 '형질전환(形質轉換)된 세포의 억제되지 않는 증식과 무질서한 성장 결과로 빚어지는 복합적인 질환'을 뜻합니다.

암은 신체의 어느 조직에서나 발생할 수 있으며, 암세포는 일반적으로 인접한 조직에 침투하여 파괴하고, 점점 순환계를 침범하여 암 발생부위로부터 멀리 떨어진 신체의 다른 부위로 전이되어 결국 숙주(예를 들면 사람)를 죽게 한다. 암세포는 비정상적으로 분열하며, 현미경하에서 관찰해보면 정상적인 조직이나 세포의 형태를 잃고 비정상적인 기능을 나타낸다. 비정상적인 성장을 하는 세포가 모두 악성 종양이 되지는 않으며, 양성 종양이 아닌 것만이 악성 종양인 암이 된다. 악성 종양과는 대조적으로 양성 종양은 정상적인 세포와 거의 비슷한 분열을 한다. 또한 그들은 공격적이지 않아 근접한 조직에 침투하거나, 멀리 떨어진 조직으로 전이되거나, 숙주를 죽이지 않는다. 이러한 양성종양은 일반적으로 섬유성 결합조직으로 완전히 둘러싸여 있다. 암은 고대부터 있었다. 악성 종양은 약 5,000년 전 이집트의 미라와 콜럼버스 이전의 아메리카 대륙의 미라에서도 발견된다. 또한 약 3,500년 전에 씌어진 고대의 의학서에도 악성 종양에 대한 언급이 있다.

출처 : 《브리태니커 사전》

암이 돌연변이 세포이고 무한 증식하는 특성을 갖고 있다는 것은 이제 누구나 다 아는 사실입니다. 의학적으로만 본다면 정상세포의 유전자가 변화하는 것은 여러 가지 발병원인 즉, 흡연, 방사선, 식품첨가물, 환경오염, 음주, 유전, 술 등에 기인한다고 봅니다. 최근에는 스트레스나 암 바이러스를 발암원인으로 추가하기도 합니다. 1cm정도의 암세포는 10억 개 정도의 암세포로 이루어지는데, 이는 최초의 발암인자인 유전자 변형 세포가 10년 정도 성장을 한 것입니다. 그런데 우리 몸은 뛰어난 면역력을 갖고 있어서 정상적인 면역체계하에서 1천만 개 정도의 암세포를 살상할 수 있는 능력을 가지고 있습니다. 하지만 면역력이 저하되거나 발암요인이 급격히 증가하면 면역력이 제어할 수 없을 정도로 암세포가 늘어나게 되고, 암의 세포분열이 빨라져 암이 발생하게 됩니다.

:: 암이 생기는 과정

1단계 각종 공해 독성이 음식물과 호흡으로 체내에 흡수된다. 흡수된 독성이 배출되지 못하고 체내에 잔류하면 신경이 둔화된다. 이에 따라 음식물과 관련된 장기, 즉 위장, 췌장, 비장신경과 호흡에 관련된 폐장신경이 둔화되고, 영양분의 흡수와 분리 대사를 담당하는 췌장과 체내의 해독을 관장하는 간장이 손상을 입게 된다. 이처럼 장부신경이 둔화되면 체내 신경은 온도를 정상으로 유지하지 못하게 되고, 혈액과 기의 흐름이 둔해져 피가 탁해지고, 탁해진 피는 죽은피와 어혈이 된다.

2단계 죽은피와 어혈을 방치한 채 시간이 지나면 미세한 기포층인 불순가스가 만들어지고, 이 가스는 체내에 남아 있는 공해독과 결합하여 세포를 변형시키는 원인 물질인 독소로 변하게 된다. 이 독소는 체내신경을 따라 흐르는 정상적인 미세전류의 흐름을 방해하여 세포변이를 일으키는데, 이

때 바로 최초 암 세포가 발생한다.

3단계 최초 암 세포는 체내의 플러스(+), 마이너스(−) 두 가닥의 신경을 합선시킨다. 합선된 신경의 주변에서는 체내 공해독소가 급격히 증가하여 신경 합선과 신경둔화를 가속화한다. 신경합선과 독소가 팽창하면 암 부위와 암 세포는 전신 신경체계와의 통신이 두절되어 빠른 속도로 분열하게 된다. 이때부터 정상적인 세포활동이 마비되고 T−임파구의 능력이 상실되어 암세포 전이가 확산된다.

암 증가의 주범은 석유화학산업

암은 현대에 와서 급격히 증가하고 있습니다. 이는 산업화를 이끄는 주축인 석유화학산업의 발전과 관련되어 있습니다. 석유화학산업은 인류문화를 획기적으로 발전시키는 공헌을 한 반면 많은 부작용을 낳았습니다. 자연 환경을 파괴하고 음식을 오염시켰으며, 각종 발암물질을 만들어냈습니다.

옛날, 자연환경이 정상적인 상태에서는 암이란 질병이 거의 없었습니다. 있다고 해도 대부분 치료가 가능한 양성종양 즉 그냥 덩어리였습니다. 그러나 식량을 대량 생산하기 위해 화학 비료와 농약을 사용하면서 땅은 산성화되었고, 맹독성 화학물질이 음식을 통해 체내에 축적되기 시작하면서 종양은 악성으로 바뀌었습니다.

화학물질은 또한 호흡을 통해서도 사람의 몸에 영향을 주기 시작했습니다. 한방에서는 사람의 몸으로 흡수되는 에너지에 두 가지가 있다고 보는데, 그 중 하나는 음식이고 다른 하나는 호흡에 의한 기운입니다. 그런데 현대의 환경이 화학물질에 오염됨으로써 이 두 가지 에너지원에 결함이 생긴 것입니다.

이러한 화학물질들이 암세포를 만드는 데 관여한다는 것은 이미 과학적으로도 정설이 되었고, 이에 대한 연구로 노벨의학상을 수상한 학자도 있습니다.

미국의 J. 마이클 비숍과 해럴드. E. 바머스는 '종양형성 유전자의 세포적 기원'을 발견한 공로로 1989년 노벨 의학·생리학상을 공동 수상했다.

그들은 건강한 체세포 내에 잠재하고 있다가 발현되어 암을 유발하는 바이러스성 암유전자(oncogene)가 있다는 이론의 검증작업에 착수했다. 닭에게 암을 유발한다고 알려진 루육종바이러스(Rous sarcoma virus)에 대한 연구를 통해 그들은 바이러스에 있는 암유발유전자와 유사한 유전자가 건강한 세포 내에도 존재한다는 것을 발견했다.

1976년 그들은 바이러스가 정상적인 세포로부터 암의 원인이 되는 유전자를 얻는다고 결론내렸다. 바이러스는 세포를 감염시킨 후 복제과정을 시작하여 자신의 유전물질과 숙주세포의 유전자를 결합시킨다.

이어 이러한 암유전자가 여러 가지 방법으로 암을 유발한다는 사실을 밝혀냈다. 암을 유발하는 바이러스가 없는 상태에서도 이들 암유전자는 일부 화학적 발암물질에 의해 세포성장을 억제할 수 없는 형질로 전환된다. 비숍과 바머스가 기술한 메커니즘은 모든 암에 적용되는 일반적인 것으로, 그들의 연구는 암 연구에 큰 기여를 했다.

유전자 변형과 면역계의 이상을 초래하는 질병

예전에는 없던 암과 난치병이 현대에 들어서 창궐하는 것은 단순히 진단기술의 발전 때문이라고 할 수는 없습니다. 유전자를 변형시킨다든지 면역계를 교란하는 것은 석유화학산업의 발전과 밀접한 관계가 있습니다. 즉 인류역사를 통틀어 석유화학산업에 의해 자연파괴가 생기고 공해가 만연하고 오존층이 뚫리는 엄청난 재앙은 지금이 처음입니다. 영국의 찰스왕세자는 지구의 시간이 96개월 남았다며 환경운동을 역설하고 미국 대통령 선거에서 낙선한 후 환경운동에 전념하여 노벨상을 수상한 앨 고어 또한 환경에 의한 지구파괴와 인류의 존망에 대해 매우 심각하게 역설했습니다.

이러한 석유화학산업에 의한 부작용은 공기와 물과 먹을거리를 변형시켰고, 이를 통해 체내에 화학부산물을 쌓으면서 세포단위에서 문제를 일으키고 있습니다.

의학적으로도 담배, 방사선, 식품첨가물, 자외선, 오염된 공기 등 화학물질과 석유화학산업에 의해 손상된 자연이 발암물질로 자주 손꼽히고 있습니다. 이러한 발암요인들은 밝혀지지 않은 다양한 화학구조로 우리 몸에 직접 작용하여 암을 일으킵니다. 또한 화학적 반응이 강한 활성산소와 프리라지칼을 생성시킴으로써 세포의 DNA를 변형시켜 암을 유발하기도 합니다. 활성산소와 프리라지칼은 그 자체만으로도 충분히 우리 몸의 면역력을 저하시키고 면역계의 이상을 유발합니다.

이러한 경로를 통해 정상세포는 돌연변이를 일으켜서 암세포로 변화하게 됩니다. 암이 생기는 과정은 다음과 같은 3단계로 나눌 수 있습니다.

인류의 미래를 위협하는 질병

지구는 여러 가지 자연 정화능력을 가지고 있습니다. 그 중에서도 가장 중요한 것은 대기권의 방어능력입니다. 대기층은 웬만한 운석 정도는 대기 안으로 들어오지 못하도록 녹여버리거

나 자전력으로 밀어냅니다. 또한 태양이나 주위의 행성에서 분
출하는 나쁜 가스나 에너지를 걸러냅니다. 그런데 지금은 화학
산업의 여파로 오존층이 파괴되어 대기권의 방어능력이 약화
되었습니다. 이로 인해 자외선이 많이 들어와 지구는 적정온도
를 유지하지 못하고 있습니다.

인체도 똑 같은 상황입니다. 화학산업의 발전에 대한 폐해가
유행성 전염병과 난치병을 만들고 변종 바이러스까지 만들어
내고 있습니다. 그중에 대표적인 것이 바로 암입니다. 그런데
지금의 암은 그나마 몇 년의 생존을 보장하고 있지만, 앞으로

발생할 변종 바이러스 질환은 사망 속도를 크게 높일 것입니다.

이미 우리 몸은 수많은 발암원에 노출되어 있습니다. 그래서 저는 암을 표현할 때 "개인의 병도, 사회의 병도 아닌, 인류의 병"이라고 말합니다. 암 환자를 국가가 책임지고 보험을 적용해야 한다고 얘기하는 것도 그 때문입니다. 암은 개인이 감당하기에는 너무 벅찬 질병이므로 보험이 적용되지 않으면 가족은 물론 친척까지 재정적인 문제가 생깁니다. 지금은 암 환자가 20가구나 30가구에 한 명 정도이지만 10년 후면 사망원인의 대부분이 암이고 10가구 가운데 3가구에서 암 환자가 발생할 것입니다. 그렇게 되면 각 가정이 흔들릴 수밖에 없습니다. 가정이 흔들리면 사회가 흔들리고, 사회가 흔들리면 나라가 흔들리니 이 병은 반드시 국가에서 보험혜택을 주어야 한다고 주장해왔는데, 몇 년 전부터 우리나라는 암 환자에 대한 보험 혜택을 실시하고 있습니다. 그나마 다행스러운 일이 아닐 수 없습니다.

3
암은 어디에서 오는가

원기 부족으로 인한 면역저하

선천적인 원기란 한 사람이 태어나면서 가지고 나온 에너지양을 뜻합니다. 이 에너지양은 후천적인 노력에 의해서 쉽게 변하지 않는 개인의 신체적 특성입니다. 저는 선천적인 원기가 약한 사람을 세 가지 타입으로 구분합니다. 첫째는 가벼운 병에 대해 양방치료를 받음에도 불구하고 쉽게 회복되지 못하고 같은 질환이 자주 재발하는 사람입니다. 둘째는 환자 자신은 몸이 아프고 괴로운데 병원에서는 신경성이라는 진단 이외에 특별한 병명이 나오지 않는 경우가 있습니다. 즉, 양방에서 볼 때는 병이 아닌데 환자 자신은 증상에 시달리는 경우입니다. 셋째는 만성소모성질환이나 만성염증으로 시달리는 사람입니다. 이러한 세 가지 타입을 아건강(亞建康) 상태라고 합니다.

암환자 중에서 적어도 50퍼센트 이상이 아건강군에 해당합니다. 이러한 아건강 상태의 환자들은 치료도 잘 되지 않습니다. 방사선과 화학항암제를 동시에 투여했을 때 견디기가 힘들고 암 또한 급격히 악화될 수 있습니다. 또한 수술한 후에 한두 달은 증상이 좋아지다가 급격히 악화되고 전이되어 회복불능의 상태로 진행하기도 합니다. 암 환자 중에서 병원에 갈 때는 걸어서 들어갔는데 치료를 받으면서 병상에서 일어나지 못하고 먹지도 못하며 고통스럽게 사망하는 경우가 종종 있는데 대부분 여기에 해당됩니다.

과도한 육식으로 인한 혈액오염

지구에서는 식물과 동물이 호흡을 통해 서로 산소와 이산화탄소를 주고받습니다. 식물은 동물의 에너지를 흡수해서 살고 동물은 식물의 에너지를 흡수해서 살아갑니다. 이것이 자연의 섭리입니다. 이런 동, 식물 간의 기본적인 섭리는 식생활에도 적용됩니다.

동물에게 동물사료를 먹여서 키우면 광우병이나 돌연변이 바이러스가 생깁니다. 마찬가지로 사람이 육류를 많이 섭취하면 저밀도콜레스테롤에 의해 우리 몸의 조직이 파괴됩니다.

스승님은 저밀도콜레스테롤에 대해 한자로 '응지선분자(凝脂腺分子)'라는 표현을 하셨는데 이것은 동물성기름이나 트랜스기름에 의해 형성됩니다. 동맥경화를 포함한 고혈압, 심장병. 뇌졸중 등의 각종 성인병을 일으키고 노화와 암을 일으키는 등 주범입니다.

과다한 육류의 섭취는 1차적으로 장(腸)에 무리를 주고 2차적으로는 혈액을 오염시킵니다. 이것이 바로 동양의학에서 이야기 하는 어혈(죽은피)입니다. 양방으로 이야기하자면 혈전이나 저밀도콜레스테롤(LDL)에 의한 혈액의 오염이겠지요. 혈액이 오염되면 간과 심장에 무리가 생기기 시작합니다. 오염된 혈액을 정화하기 위해서 간과 장이 끊임없이 일을 해야 하기 때문입니다. 또한 적혈구는 보다 많은 산소를 온 몸에 운반해야 하고 백혈구는 보다 많은 세균과 독소에 의한 돌연변이 세포를 처리해야 합니다. 혈액의 오염이 많아질수록 적혈구와 백혈구를 통한 피의 정화는 점점 어려워집니다.

활성산소 과다로 인한 유전자 변형

오래 전부터 전 세계의 여러 의학자들은 인체를 노화시키고 암을 일으키는 주범으로 활성산소를 꼽고 있습니다. 우리 몸 안에 들어온 산소 중 약 2퍼센트 정도는 자연적으로 활성산소가 되는데 활성산소가 모두 나쁜 일만 하는 것은 아닙니다. 일정량의 활성산소는 우리 몸에 아주 중요한 역할을 합니다. 체내 염증을 다스리고 각종 세균과 바이러스를 퇴치하는 작용을 합니다. 문제는 일정량 이상의 활성산소인데, 이는 세포를 산화시키고 유전자를 변화시키며 면역계에 혼란을 주는 등의 방법으로 우리 몸을 파괴합니다. 활성산소는 우리 몸의 세포를 공격하여 산화시킴으로서 노화촉진, 암, 당뇨, 뇌졸중, 심근 경색증, 동맥경화, 치매, 백내장, 변비, 아토피성 피부염, 천식, 남성불임증, 임신중독증, 스트레스성 위・십이지장 궤양, 류머티즘, 기미, 주근깨, 파킨슨병, 베체트병, 방사선 장애 등 다양한 질환을 일으킵니다.

다행히 우리 몸은 식세포, SOD 등의 항산화 효소나 항산화 물질들을 갖고 있어, 이 활성산소를 없애는 작업을 꾸준히 합니다. 하지만 산화물질이나 발암성 공해물질이 지속적으로 인체에 유입되면 활성산소 처리능력이 부족해질 수밖에 없고, 우리 몸의 세포는 산화가 급속히 진행되어 유전자를 변형시키고 암이 되어 갑니다.

그렇다면 활성산소는 왜 생기는 걸까요? 우리 몸에 활성산소가 생기는 원인은 크게 두 가지로 설명할 수 있습니다. 하나는 음식물에 의한 원인으로, 산화를 일으키거나 이미 산화된 음식물의 섭취를 통해서 활성산소가 만들어집니다. 다른 하나는 장기이식이나 심장수술을 할 때처럼 혈액의 흐름이 멈추었다가 다시 흐를 때 생깁니다. 이런 상태가 되면 혈류공급이 골고루 이루어지지 않아 일부 기관들에 일시적으로 산소부족이 일어납니다. 이것을 '재관류'현상이라고 하는데, 이런 재관류 현상은 심한 운동을 할 때에도 일어나게 됩니다. 심한 운동을 하는

:: 암을 유발하는 원인

직접적인 원인

　-음식물에서 흡수되는 유해 독성

　-호흡으로 흡수되는 공해 독성

간접적인 원인

　-외부요인 : 지나친 술과 담배, 과도한 음식물의 섭취, 전자파, 방사
　　　　　능, 자외선, 화학의류

　-내부요인 : 정신적 요소, 유전적 요소(체질포함)

운동선수 중에 수명이 짧은 경우가 많은 것도 이런 이유 때문입니다. 그 밖에도 스트레스, 자외선, 방사선, 공기오염, 담배 연기, 화학물질 등에 의해서도 활성산소가 발생합니다.

DNA의 변형을 부르는 만성 염증

인간의 대부분의 병은 염증을 통해서 일어납니다. 위장에 생기면 위염, 코에 생기면 비염이 되고 피부에 생기면 피부염, 뇌에 생기면 뇌염, 자궁에 생기면 자궁염이 됩니다.

염증반응이 일어난다는 것은 각종 세균, 바이러스, 독소들과 면역기능이 싸우고 있는 것을 뜻합니다. 그런데 만일 이 싸움이 쉽게 끝나지 않고 만성적인 상태를 유지하게 되면 우리는 갖가지 증상에 시달리게 됩니다. 만성 위염에 걸리면 항상 속이 더부룩하고 가끔 배도 아프고 만성적인 소화불량에 시달립니다. 비염도 마찬가지지요. 계절이 바뀔 때마다 혹은 감기가 걸릴 때마다 항상 코가 막히고 콧물이 나고 머리가 맑지 못하고 기억력이 떨어집니다.

이렇게 모든 병의 기초가 되는 염증은 암의 증식과도 밀접한 관계를 가지고 있습니다. 우리 몸의 취약점인 만성적인 염증 부위에는 활성산소가 많이 발생하고 염증의 부산물과 더불어

세포의 DNA에 변형이 생기게 됩니다. 또한 염증부위의 세포의 사멸과 증식의 반복적인 현상을 통해 암의 혈관신생을 돕게 됩니다.

공해로 인한 혈액오염

핵의학에서는 암을 전신 혈액병이라고 봅니다. 암독으로 오염된 혈액이 온몸을 순환하면서 퍼뜨리는 질병인 것입니다. 그렇다면 피는 왜 오염이 될까요? 혈액은 공기 중의 전분이 세 가지 경로를 통해 몸속으로 들어와 만들어집니다. 그 첫 번째 경로는 호흡이며, 두 번째 경로는 음식물, 세 번째는 피부의 모공입니다. 이렇게 세 가지 경로를 통해 몸 안에 만들어진 혈액은 전신을 순환하는데 그 중에 맑지 못한 피는 간에서 정화를 하게 됩니다. 하지만 지금과 같은 공해세상에서는 이 세 군데서 들어오는 전분자체가 공해독을 품고 있으므로 해독하고 정화시킬 분량이 많아지게 됩니다.

간은 혈액을 정화하는 기관인데 공해독이 간의 정화능력을 초과하면 정혈작용 부족으로 간에 탁혈, 즉 어혈이 생깁니다. 이는 간염, 담낭염, 담석증, 간경화, 담낭암, 간암이 생기는 시발이 됩니다.

담도에 염증이 생기면 담낭이 제 역할을 못하게 되므로 담즙 찌꺼기가 담도에 쌓이게 됩니다. 이 찌꺼기가 계속 쌓이면 돌이 되어 담석증이 되고 또 담낭암이 됩니다. 이때 담낭을 수술로 제거하면 담즙이 췌장이나 간장을 침범하여 췌장이나 간에 염증을 유발하게 됩니다. 간혹 폐를 침범하는 경우도 있습니다.

만성 간염은 간암의 시초상태입니다. 이때 간암약을 쓰면 백이면 백 모두 치료됩니다. 하지만 만성 간염이 수년간 진행하여 간경화나 간암이 된 후에 간암약을 쓰면 생존율이 50퍼센트밖에 안 됩니다.

간은 목(木)장부이고, 신장은 수(水)장부이므로 오행의 상생법으로 볼 때 간은 신장의 아들이 됩니다. 따라서 간에 병이 생기면 그 어머니도 애가 타서 신장에도 병이 생깁니다. 한방 치료원리는 이처럼 각 장부간의 상생과 상극의 이치를 응용합니다. 간의 병을 다스릴 때 신장, 심장, 위장약을 함께 써서 균형을 맞추어주어야 간병이 무난히 좋아집니다. 그렇지 않고 간병이라고 간장약만 집중적으로 투약하면 간병이 좋아지다가 다른 곳에 문제가 또 생기게 됩니다. 바로 폐장에서 부작용이 오게 됩니다.

간이 병들어서 망가지면 신장의 기운이 통하는 길이 막히고, 신장의 기운이 막히면 폐에서 수생금(水生金)하는 길도 따라서 막히니, 자연히 체내기운의 흐름이 역행하게 됩니다. 금생수(水生木)로 상생하지 못하고, 금극목(金克木)하여 폐장이 도리어 간을 해칩니다.

폐장이 거꾸로 간을 해치니 간에서는 신수, 즉 신장 기능 저하로 인한 문제를 처리하지 못하고, 신수를 처리하지 못하니, 또한 목생화(木生火)의 원리가 끊어져 심장에까지 악영향을 미칩니다. 복잡한 것 같지만 실은 간단한 원리입니다. 예를 들어 산마을에 비만 오면 하천이 넘쳐 홍수가 나는데 둑이 낮아서 그런다고 둑만 높이 올려쌓으면 되겠습니까? 아니지요. 산에 나무를 심어 토사가 내려오지 못하게 하고 물길을 바로잡아 바람의 풍향을 순조롭게 한 다음 하천을 정비하고 둑도 쌓아야 비가 많이 와도 안전해질 것입니다. 이것이 바로 한방의 치료 원리이고 이런 원리를 발전시켜 효능을 수백 배, 수천 배 올린 것이 핵약입니다.

인체는 하나의 소우주이자 유기체입니다. 자동차처럼 부분부분 갈아 끼운다고 해결되는 무정물이 아닌 것입니다.

4
왜 암은 치명적일 수밖에 없는가

파멸을 향해 무한증식한다

제가 주변 분들에게 자주 하는 말 중에 "암은 인간과 같다"는 말이 있습니다. 인간의 욕심이 끝이 없고 만족할 줄 모르는 것이 암세포와 같다는 뜻입니다. 인류가 자신이 망하는 줄도 모르고 모체인 지구를 파괴하며 살아가듯 암 역시 몸의 주인이 죽을 때까지 증식을 멈추려 하지 않습니다.

암은 인간의 욕심과 행동양식의 결정판입니다. 그렇다고 지금 암에 걸리신 분들이 그렇다는 것은 아니고 인류와 지구의 흐름이 그렇다는 것입니다. 언젠가 정신과 전문의들과 암에 관해 토론하게 되었을 때 저는 이런 이야기를 했습니다. 만일 암세포에게 암 자신이 무한증식하면 그 모체인 몸이 죽음에 이르고 암 자신도 죽게 된다고 알려줄 수 있다면 증식을 멈추지 않겠느냐고 말입니다. 이상하게 들릴지도 모르지만 세포도 살아 있는 생명체입니다.

인류가 환경파괴에 대해 각성하고 녹색운동, 친환경운동 등을 통해 환경을 되살리려 하듯 우리 몸도 정화가 필요합니다. 이미 세력을 형성한 암에 대해서는 암이 스스로 멈추지 않는 이상 암을 제거해야 하는데, 이 때 면역력을 극대화하면서 암을 제거하는 방법이 매우 중요합니다. 암을 제거하는 데에만 집중하다가 자칫 생명을 잃을 수도 있기 때문입니다.

온몸으로 전이한다

암세포는 전이합니다. 이것이 무한증식과 함께 우리 몸에 가장 치명상을 주는 암의 특징입니다. 세포의 기저막을 뚫고 나오는 능력이 있는 암세포는 혈관을 증식하며 임파관과 혈관을 통해 온몸으로 세력을 확장해 갑니다. 이러한 전이의 특성 때문에 부분적인 방사선요법이나 수술요법이 무용지물이 되어 버리곤 합니다. 또한 화학적 항암제 투여도 전이암 앞에선 큰 효력을 발휘하기가 힘이 듭니다. 이에 비해 한방에서는 병의 진행방향을 상극과 상생으로 구분하여 그 병의 예후를 예측합니다. 이것은 동양철학인 오행학설에서 기인한 자연추리법입니다. 오행이란 플라톤이 말한 우주나 지구의 기초물질을 표현한 것으로 목(木), 화(火), 토(土), 금(金), 수(水) 등을 의미합니다.

동양의학 이론의 최고봉인 의학서 황제내경에서는 이 자연의 기초물질인 오행을 각 장기에 배속시키는데 목은 간장과 담낭, 화는 심장과 소장, 토는 위장과 비장과 췌장, 금은 폐와 대장, 수는 신장과 방광입니다. 또한 자궁이나 뇌는 오행이 아니라 기형장부에 배속해 놓았습니다.

상극이라는 것은 서로를 제한함으로 균형을 맞추려는 의미의 자연의 법칙이고 상생이란 것은 서로를 도와서 균형을 맞추려는 자연의 원리를 뜻합니다. 상극에는 금극목(金克木), 목극토(木克土), 토극수(土克水), 수극화(水克火), 화극금(火克金)의 다섯가지가 있고, 상생에는 금생수(金生水), 수생목(水生木), 목생화(木生火), 화생토(火生土), 토생금(土生金)의 다섯가지의 형태가 있습니다.

예를 들어 환자가 대장암을 앓고 있는데 대장암이 간으로 전이됐다면 이런 경우는 예후가 좋지 않다고 봅니다. 오행의 금극목으로 상극에 해당하기 때문입니다. 위암이 대장으로 전이

됐다고 한다면 토생금이므로 예후가 나쁘지 않다고 볼 수 있습
니다.

암치료에 있어서 전이를 예방하거나 저지하는 것은 매우 중
요한 포인트입니다. 암의 전이를 저지시켰다는 것은 50퍼센트
는 살린 셈이 되기 때문입니다. 그런데 항암제와 같은 화학약
품으로 전이암을 치료한다는 것은 천운이 따르지 않는 한 거의
불가능하다고 봅니다. 0기암이나 초기암의 경우는 치료의 확률
이 높은 편이지만 전이하고 있는 암에 대한 화학치료 요법은

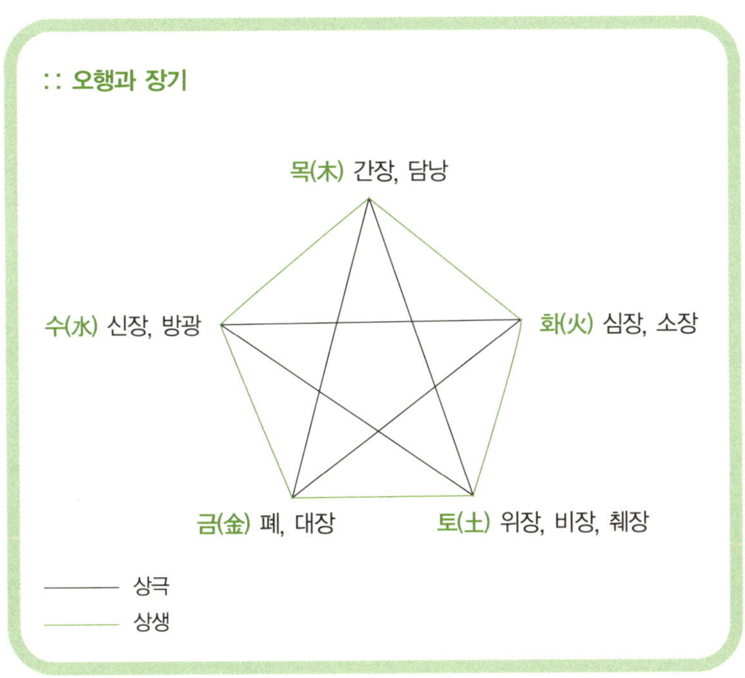

발암제로서의 작용이 되기 때문입니다. 이러한 이유로 전이암을 치료해본 임상경험이 적은 의사들이 항암제를 투여함에도 불구하고 암이 신속히 전이하는 것을 보고 "왜 이런지 모르겠군요" 혹은 "이해가 가질 않는 상황이군요"라는 말을 하기도 합니다.

쉽게 재발한다

암은 쉽게 재발합니다. 수술을 해서 암세포를 제거해도 얼마 안 가 재발하는 일이 다반사입니다. 얼마 전에 내원한 간암 환자도 그런 경우였습니다. 그 분은 간암 2기로 전이가 되지 않은 상태에서 수술을 권유받고 간에 있던 암을 제거하였습니다. 하지만 두 달도 되지 않아 간의 다른 부위에 제거한 암세포보다 더 많은 수의 암이 재발되었습니다. 그래도 이런 경우는 환자가 견딜만한 정도의 재발의 상태입니다. 가장 견디기 힘든 경우는 수술로 위장이나 대장과 같은 장기를 절제하였거나 담낭 등을 통째로 척출하였다가 재발이 된 경우입니다. 고형 장기를 절제하거나 척출하였다가 절제한 장기나 혹은 다른 장기에 재발하면 환자는 일단 극심한 증상과 심리적 압박감에 시달리게 됩니다.

특히 장기의 절제나 척출의 경우의 가장 큰 문제점은 간을 제외하곤 조직이 재생되지 않는다는 점입니다. 조직이 재생되지 않기 때문에 조직을 복구시켜 자체의 힘을 기르는 면역기능은 미미하게 작용하게 됩니다. 물론 충분한 의학적 고려를 통해 살을 내주고 뼈를 얻는 심정으로 절제나 척출을 하게 됩니다.

저는 항상 수술을 결정하는 의사나 수술을 집도하는 의사가 시력을 회복해야 하는 눈을 수술하듯이 암수술에 임했으면 하는 바람입니다.

그렇다면 암은 왜 재발하는 걸까요? 여기에는 여러 가지 이유가 있겠지만 적어도 3가지는 꼭 알아야 합니다.

첫째는 수술한 암세포 이외에 발견하지 못하는 암세포나 진단되지 않은 전이가 있기 때문입니다. 수술로 암세포를 제거하면 보이지 않던 암세포 중에서 큰 암세포에게 영양분을 빼앗겨 크지 못하던 암세포가 충분한 영양을 공급받게 되어 다시 커지게 됩니다. 이것을 재발했다고 하는데 과연 적당한 표현인지 모르겠습니다.

또한 수술 후에 병리적 진단 등에 의해서 전이로 진단되지 않은 대부분의 환자가 유전자 진단을 해보면 얘기가 달라집니다. 수술한 암환자의 유전자 진단을 해보면 반수 이상의 환자의 림프절에 암유전자와 암 억제유전자의 변이세포를 발견할 수 있습니다. 이것은 이미 임파절을 통해 암이 전이된 것을 뜻하며 전이가 발견된 환자의 70퍼센트는 5년 이내에 재발을 하게 됩니다.

둘째는 화학항암제 치료 이후에도 암이 살아남을 수 있기 때문입니다. 암세포는 정상 세포와는 달리 항암치료를 견디고 다시 살아날 수 있는 능력을 지니고 있습니다. 정상세포는 항암제에 노출되었을 때 세포사멸 메커니즘이 작동돼 자살하는 반면 암세포는 최후의 순간까지 견디고 있다가 항암제 투여가 끝나면 다시 되살아납니다. 세포사멸이란 세포가 결함이 생기거나 손상되거나 수명을 다했을 때 스스로 사멸하는 자연적인 메커니즘을 말합니다. 이 메커니즘이 작동되지 않으면 세포는 무한분열하면서 종양을 형성하게 됩니다. 암세포는 죽음의 일보직전인 세포사멸의 '돌이킬 수 없는' 단계까지 갔다가도 항암제 투여가 끝나면 본래의 모양을 회복하고 다시 증식을 시작하는 것입니다.

셋째는 암 치료시 사용하는 항암제와 방사선치료 때문입니다. 암 치료에 쓰이는 방사선이나 화학항암제는 대부분 암세포의 DNA를 파괴함으로써 암세포를 사멸시킵니다. 하지만 방사선이나 화학항암제가 정상세포에도 작용하여 정상세포의 유전자 변이를 유도하거나 혹은 직접적으로 돌연변이를 일으킴으로써 암 재발 가능성을 높이게 됩니다.

또 한 가지 암의 재발을 촉진하는 것은 역시나 습관입니다. 생활습관이나 음식습관, 사고의 변화가 일어나지 않고 무조건 약물과 병원에 의지한다면 그것은 이미 실패한 치료가 됩니다.

암의 재발을 기준으로 본다면 보통 암은 치료 후 2, 3년 내에 재발하게 됩니다. 하지만 유방암, 갑상선암과 같은 암은 장기간 재발이 안 되기도 합니다. 일단 암이 재발하면 암의 악성도가 높아집니다. 이것은 암이 항암제나 인체 면역에 대해 역으로 면역력이 강화되었기 때문이며 이미 내성이 생겼기 때문입니다. 이러한 암의 재발특성을 고려해보면 암에 걸린 환자는 자신의 생명을 담보로 하는 암치료에 대해 보다 종합적인 시각으로 접근할 필요가 있습니다. 암은 국소적 질환이 아니므로 수술은 신중해야 하며 환자 자신이 적절히 병원을 이용할 수 있어야 합니다.

5
암의 종류와 증상

비 · 위 계통

- 위궤양은 악성과 양성 두 종류인데 악성은 수술하면 암으로 변할 수 있고 양성은 치료가 쉽게 됩니다.

- 얼굴 전체가 가렵고 터져 나갈 것 같고 자고 일어나면 목에서 쓴 물이 올라오는 것은 위암의 초기 증상입니다.

- 위벽 내부의 동맥류는 죽은 피 때문에 생기므로 피를 맑게 하면 저절로 낫습니다.

- 위암인데 황달과 구토가 나면 예후가 무척 좋지 않습니다.

- 위암에서 위장을 제거하면 폐금(肺金)의 신산(辛酸)과 간목

(肝木)의 목산(木酸)이 갈 곳이 없어집니다. 즉 간의 기운 중에 포함된 소화와 관련된 진액 즉, 담즙 등이 산성인 위액과 중화하지 못하므로 갈 곳이 없어집니다. 몸 안의 장부가 서로 기운을 조화시켜야 하는데 이 두 가지 산(酸)이 위장으로 갈 수 없게 되므로 오행의 상생 상극의 원리에 따라 폐가 간을 공격하면 간과 담에 암이 전이될 수 있습니다. 그래서 위암에서 황달이 생긴 것을 예후가 상당히 나쁜 상태라고 보는 것입니다. 또한 위암이 간, 담에 전이된 것은 가장 나쁜 상황이고, 악성 위암에서 위를 제거하면 이렇게 될 확률이 무척 높아집니다.

- 위암 환자가 자주 토할 경우 예후가 좋지 않습니다.

폐와 호흡기 계통

- 만약 담낭척출 수술 후 만성기관지염이 왔다면 예후가 좋지 않습니다. 담낭이 제거되면 담즙이 갈 곳이 없어져서 췌장이나 간을 침범하며 염증을 일으키거나 악성일 경우는 암을 일으킵니다. 만약 담즙이 기관지를 범하면 기관지염이 생깁니다.

- 가래가 폐를 싸고 올라오면서 거품 같은 담이 기도를 막을

위험에 처해 있으면 폐암 말기입니다. 이 경우는 대부분 폐
암이 이미 다른 한쪽 폐에 전이하고 큰 혈관이나 식도까지
전이된 상태입니다.

- 폐암은 임파, 편도, 갑상선으로 쉽게 전이가 됩니다. 전이 순
서는 폐→임파→편도→뇌→겨드랑이 순입니다.

- 대개 임파선암, 갑상선암, 후두암, 편도선암은 모두가 뿌리
가 같은 암입니다.

- 폐암 환자가 목의 좌우에 덩어리가 있고 식도 부위가 찌르
듯이 아픈 것은 임파·편도에 모두 전이된 것을 뜻합니다.

- 늑골종양은 거품 같은 담이 황경막 부근에 차 올라서 부풀
어 오릅니다. 이러한 늑골종양은 대개 폐결핵을 거쳐 종양
이 됩니다.

- 늑골종양은 거품 같은 담이 유동적인 습일 때는 치료가 되
지만 굳어져서 막 사이에 들어가면 담이 굳으면서 마비를
일으켜서 신경 회복이 안 되므로 치료가 어렵습니다.

- 흉선암은 대개 폐에서 시작되어 췌장과 간으로 전이합니다.

- 폐암의 전이는 폐암균이 유방으로 가면 유방암이 되고 갑상
선, 편도선, 임파선으로 가면 거기에 암이 생기게 됩니다.

- 편도선 종양은 옛날엔 연주창이라고 했습니다. 구슬 같은
알맹이가 마치 포도같이 주렁주렁 구슬을 엮어 놓은 것 같

다고 해서 붙인 이름입니다.

- 후두암은 되도록 상처를 더 이상 건드리지 않게 해야 합니다. 그래서 식사를 할 때 죽을 먹으면 좋습니다.

- 전신 임파종은 한방에서는 마도창이라고 하는데 주로 겨드랑이에 생기는 임파종을 말합니다. 겨드랑이의 임파종이 배꼽 아래 세치까지 퍼진 것은 화타, 편작이 되살아 와도 고칠 수 없습니다. 핵약이 유일한 치료법입니다.

- 임파선 종양에서 임파종은 부으면서 속에 포도열매 같은 것이 있습니다. 임파염은 커지지 않고 말하기도 힘들고 음식물을 넘기는 게 무척 어렵습니다. 또한 한방의 혈자리인 소상혈이나 합곡혈에 임파종이 생기면 생명을 구할 수 없습니다.

- 임파종이 볼이나 관골까지 퍼져 있을 정도면 대부분 골수까지 전이된 것입니다.

- 갑상선 종양은 척수와 폐로 전이됩니다. 척수에 전이가 되면 등이나 옆구리가 볼록해지는데, 이것은 벌써 전신에 전이가 된 것을 뜻합니다.

신장 계통

- 요도종양 중에서 많은 종양이 대장암이나 난소종양으로부

터 시작하여 요도종양으로 전변됩니다.

- 전립선암은 4종류로 임균성, 매독성, 신허성(腎虛性), 방광허성(膀胱虛性)이 있습니다. 그 중에서 전립선 암환자가 눈이 침침한 것은 신허에서 오는 것입니다.

- 방광염으로 몸이 붓는 환자가 발등까지 부으면 말기 단계에 가깝습니다. 방광에 종양이 있으면 참는 신경이 고장이 나거나 부족하여 소변을 잘 참지 못합니다.

뇌 · 척수 계통

- 귀 안에 생기는 종양은 뇌암과 같으며, 뇌에서 시작하는 것도 있고 콩팥에서 시작되는 것도 있습니다.

- 척수암, 전이성 척수암은 척추 속으로 공해 독이 스며들어 척추 연골을 염증화시키고 뼈를 녹여 척추 뼈가 몸무게에 의해 주저 앉으면서 생깁니다. 대개 4번, 5번 척추가 쉽게 망가지게 됩니다.

- 선천성 요추천공은 태어날 때부터 요추에 구멍이 있는 것으로 성장할수록 요추의 구멍도 따라서 커집니다.

- 목 디스크는 수술하면 다른 데서 재발할 확률이 높습니다. 목디스크는 공해독 때문에 경추의 신경통로가 좁아져서 생

깁니다.

- 버저스병은 시력이 먼저 쇠퇴하면서 맹인이 되고, 신장이 다 녹아 없어집니다. 이때 신장은 완전 재생이 불가능하게 됩니다.

- 파킨슨병은 폐뇌의 막에 생긴 염증으로 인해 발생합니다. 염증이 기운의 소통을 막아 놓으니까 풍(風)이 생기는데 만약 폐와 직접적으로 연관된 뇌(폐뇌) 자체에 염증이 생기면 정신이상이 옵니다. 정신이 멀쩡하면서 오는 파킨슨 병은 폐뇌의 막의 염증입니다.

- 척추 전체가 바늘로 긁는 것 같이 가려운 것은 피 속에 독소가 염증으로 변하기 전 상태입니다.

- 진행성 근 위축증은 어머니가 아이를 임신했을 때 어머니의 정신이 불안 초조해서 어머니 호흡으로 들어오는 백금(白金) 기운이 부족해서 생깁니다. 백금 기운이 부족하면 뼈나 힘줄, 근육이 딱딱해져서 굳어집니다. 백금 기운은 폐의 기운인데 이 폐의 기운을 살리려면 신장의 기운을 살려야 합니다.

- 흑색 세포종은 기존의 한방의서에는 나와 있지도 않고 양방에서는 약도 없습니다. 흑색 세포종은 주마담, 악성 혈관암 류 중에서 최고로 무서운 암입니다.

- 뇌종양은 간뇌 조직과 간세포의 이상으로 생깁니다.

- 골수암의 발생은 골수염에서 시작합니다. 골수염 환자의 뼈가 조금씩 약화되어 부서지면서 피부 표피를 다쳐서 조직으로 파상풍의 독기가 들어옵니다. 그러면 파상풍이 되어서 뼈의 바깥 부분은 어느 정도 혈액이 통해서 석회질이 남아 있지만, 뼈의 내부는 혈액이 잘 안 통하므로 다 녹아서 진물이 되고 주변 조직도 상하게 됩니다. 이것이 골수암의 시초입니다.
- 골육종은 내피종의 하나입니다. 뼈와 살 사이, 살 속의 내피, 힘줄과 살과 근육, 혈관과 살 사이의 이상을 내피종이라고 합니다.

간 · 담낭 계통

- 비활동성 간염은 잘 낫지 않습니다.
- 정맥류는 맑은 피가 적어지면 생깁니다.
- B형 간염 환자가 전신 피부에 반점이 생기면 백혈병이 올 수 있습니다.
- 간암 환자가 갈비뼈가 쓰리고 아프면 간세포 종창암으로 난치입니다.
- 간암 환자가 발등이 부으면 말기에 속하고 출혈이 있으면

예후가 좋지 않습니다.

- 간암 환자가 먹지 못하면 간이 완전히 굳었거나 굳어 들어가는 것입니다

- 간암 환자가 대변이 염소 똥처럼 되어 변비가 되는 것은 간에 출혈이 있다는 것을 뜻합니다. 이것을 풀어주지 않으면 대변을 볼 때 장이 압력을 받아 간세포가 파괴될 우려가 있으므로 약간 설사를 시켜서 간에 부담을 덜어주어야 합니다.

- 담석증은 여러 가지 경로를 통해 생기는데 주로 담즙에는 이상이 없으나 담도관의 이상으로 생깁니다. 흔히 담낭에서 간으로, 간에서 다시 담으로 상호 전이됩니다.

- 담낭염은 피가 탁해져서 생기거나 혹은 여러 가지 원인으로 인해 생기는데, 담낭과 간이 붙어 있는 막을 수술하다 다치면 간이 손상되면서 염증이 생기는 경우도 있습니다.

- 담도암에서 담도는 간하고 연결되어 있기 때문에 간의 보조가 정상이 아니면 수술을 한 뒤에 또 막힙니다. 수술을 할 때 관을 삽입한 것을 그대로 두었다가 간이 정상적으로 회복된 후에 빼내는 것이 좋습니다. 만일 간이 완전하게 회복되지 않았을 때 빼내면 기운이 부실해서 다시 막히게 됩니다.

- 잇몸과 이틀에서 장기적으로 피가 나는 것은 간장의 위험 신호입니다.

- B형 간염이 오래되면 10명 중 1명 꼴로 간암이 되는데, 특히 O형은 간경화를 거쳐 쉽게 간암이 됩니다.
- 간암에 녹용을 먹으면 매우 위험합니다.
- 간암이 악화되면 신장암이 오고 죽을 때는 위암이 옵니다.

백혈병

- 백혈병은 급성폐렴이 병발하는 수가 많으므로 꼭 주의해야 합니다.
- 건강한 사람의 몸이나 얼굴에 희끄무레한 반점이 있었다가 없었다가 하면 5년이나 10년 뒤에 백혈병이 생길 수 있습니다. 흰 반점이 생기는 사람은 백혈병이 오기 전에 막아야 합니다.
- 악성 백혈병은 근본적으로 간의 악혈로 인해 생기는 경우가 많습니다.
- 호흡으로 들어오는 공기 중의 전분은 췌장에서 음식물 중의 전분과 합성하여 체내에서 이용되는데, 재생 불량성 빈혈과 각종 백혈병은 이 전분이 체내에서 합성이 불안정하여 오는 것으로 공간 공기 중 전분의 체내 합성 부족증입니다.
- 재생불량성 빈혈 환자이면서 식사를 정상으로 하는 사람은

간의 이상으로 음식의 영양분이 피로 되는 작용이 부족하여
빈혈이 온 것이고, 식사를 잘 못하는 사람이면 비장에 이상
이 있어서 조혈작용 자체의 문제로 인하여 생긴 것입니다.

- 백혈병 환자 10명 중 3명은 간의 이상에서 오고 7명은 폐의
  이상에서 옵니다.

유방암

- 유방암의 뿌리는 폐에 있습니다. 전이성이 강한 유방암은
  수술을 하면 폐에 영향을 주어 폐가 상하든지 아니면 골수
  로 전이할 수 있습니다.
- 유방의 유종은 고름이 생기고, 유방암은 고름 없이 덩어리
  가 생깁니다.
- 유방암은 폐암균독이 근본적으로 원인이 되는 경우가 많습
  니다.
- 유방암은 쉽게 폐암으로도 전이되는데 유방암 환자의 젖에
  는 암균이 있습니다.

치근암

- 치암의 발생은, 이의 신경 조직체의 신경이 상해서 조직이 파괴되고 종균과 암균이 파괴된 조직으로 들어와서 신경을 마비시키는 데서 비롯됩니다. 이것이 여러 가지 발암요인에 의해 오래되면 암으로 변합니다.

- 치근암과 치암의 다른 점은 치근암은 전신이 검게 변해 갑니다. 이것은 이틀 속에서 생기는 암입니다.

- 치골수암은 턱뼈암입니다. 턱뼈로 침범한 암균이 광대뼈로 전이되고 마침내 뇌로 올라가서 생명을 앗아가게 됩니다.

6

전이가 모두
치명적인 것은 아니다

암의 전이에 따른 예후는 암의 전이가 장부의 상생이면 평상 진행이고 오행의 상극, 상충이면 예후가 좋지 않다고 봅니다. 또한 얼굴색을 볼 때 간암을 앓고 있는 사람이 얼굴이 희거나 누렇게 여위면 위험하고, 얼굴색이 검거나 붉으면 평상 진행입니다. 폐암이 얼굴이 붉으면 좋지 않고 위암에 얼굴이 푸르스름하면 사망률이 무척 높습니다. 신장암에 얼굴이 노란 것도 위험 수위입니다. 또한 어느 암 환자든지 식사를 전혀 못하면 생존율이 희박하고 수술 후 재발시 치료가 어렵습니다. 하지만 예후가 좋지 않다고 해서 희망이 없는 것은 아닙니다. 예후가 좋지 않은 환자가 있을 때 저희 병원에서는 보호자와 상의하여 두 가지 선택을 할 수가 있습니다. 첫째는 환자의 용태와 면역력 등을 세밀히 고려하여 치료에 가능성이 있다고 판단되는 환자에게는 적극적인 핵약치료를 권장합니다. 두 번째는 환자가 이미 인술의 범위를 넘어섰다고 판단했을 때에는 특별한 치료를 하기보다는 편안한 생을 보내실 수 있도록 삶의 질을 높이는 보조적인 치료를 하게 됩니다. 통증을 없애거나 식사를 잘할 수 있도록 하고 체력을 높이고 잠을 잘 잘 수 있게 하는 등이 여기에 해당됩니다.

:: **암의 전이에 따른 예후**

간암
- 위암으로 전이된 경우 : 예후가 나쁨
- 신장암으로 전이된 경우 : 평상 진행

폐암
- 유방암, 임파암, 편도암, 후두암으로 전이된 경우 : 평상진행
- 간암으로 전이된 경우 : 예후가 나쁨

위암
- 간암, 담낭암으로 전이된 경우 : 예후가 나쁨
- 폐암으로 전이되거나 심부전이 생긴 경우 : 평상 진행
- 신장암으로 전이된 경우 : 예후가 나쁨

신장암
- 위암으로 전이된 경우 : 예후가 나쁨
- 뇌암, 후두암, 골수암, 간암으로 전이된 경우 : 평상 진행

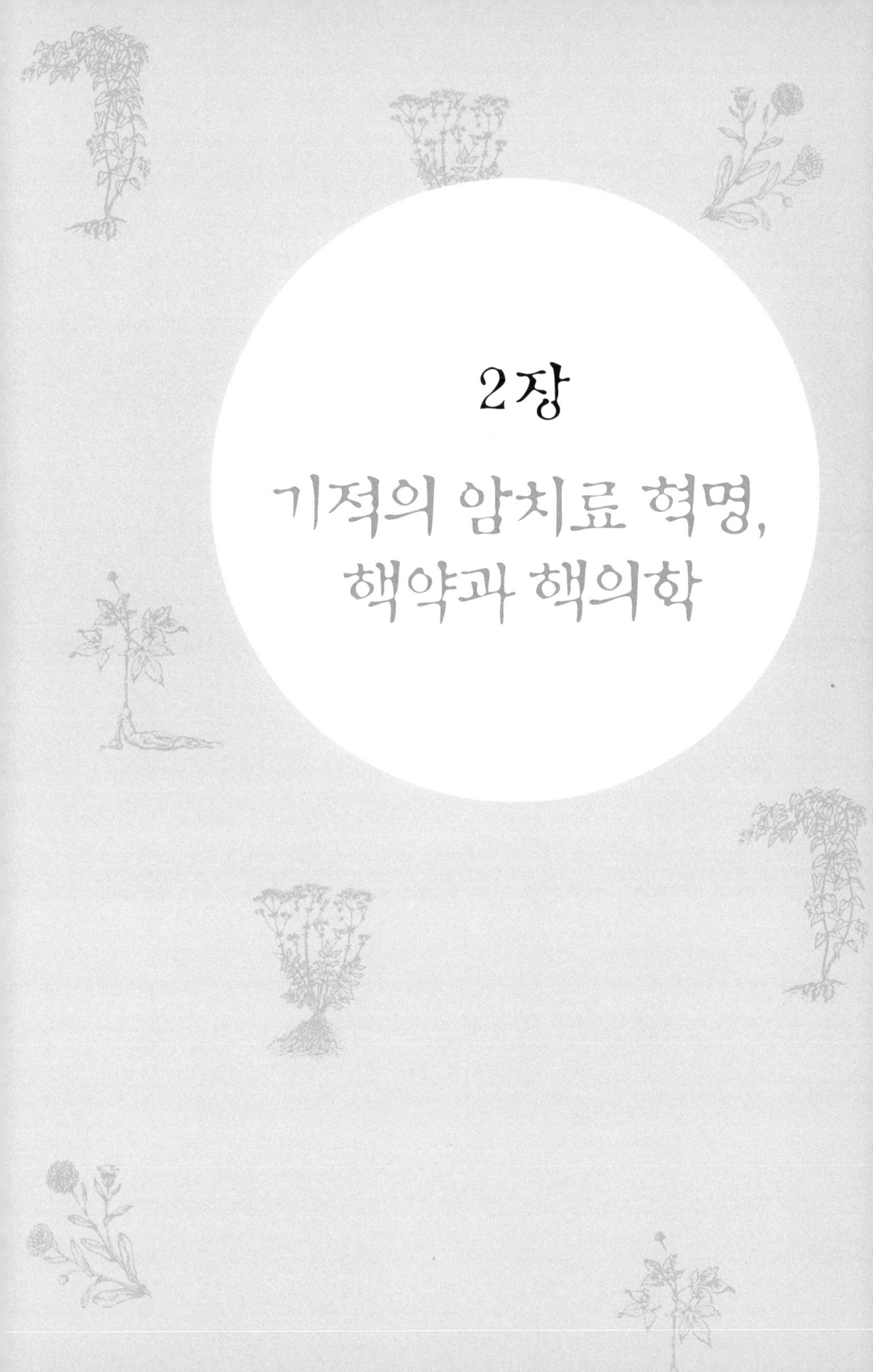

2장

기적의 암치료 혁명, 핵약과 핵의학

1
현대의학의 암치료법,
무엇이 문제인가?

무서운 수술 후유증, 암을 급격히 확산시킨다

임상에서 종종 마주치게 되는 암환자 중 가장 안타까운 경우는 수술 후의 후유증으로 암이 급격하게 확산되는 환자입니다. '수술을 할 수 있는 환자는 최대한 빨리 수술시켜야 한다'는 명제가 암치료에 있어서 한국 의료계뿐만 아니라 중국을 포함한 전 세계 의료계의 정설입니다. 수술을 하지 않았을 때보다 생존확률과 생존기간 그리고 완치될 확률이 높기 때문입니다. 하지만 이러한 수술의 이면에는 수술이 잘못됐거나 혹은 수술 후의 감염증으로 인해 암이 급속도로 전이되는 어두운 면이 있습니다. 그리고 이는 방사선치료나 항암치료와는 달리 눈 깜짝할 사이에 암환자의 생명을 위협하게 됩니다.

그러므로 수술을 앞둔 암환자나 암환자의 보호자는 환자의 몸 상태에 비추어 수술 후의 감염증이나 합병증에 대한 충분한 이해가 필요합니다. 감염이 된다는 것은 상처 부위가 잘 회복되지 않고 염증이 일어나는 상태입니다. 임상적 경험을 비추어 볼 때 면역력이 약하고 상처 부위가 잘 아물지 않는 체질을 가진 사람들도 조심해야겠지만 이보다는 혈액 속에 진균, 바이러스 등이 많은 사람들이 가장 감염의 확률이 높습니다. 그러므로 평소에 고열감기에 잘 걸리는 체질, 알레르기성 체질, B형 간염이나 C형 간염 보균자, 천식, 폐기종과 급성적인 통증이 자주 오는 체질의 암환자는 수술을 결정할 때 주의를 요합니다. 특히 전이속도가 빠른 암은 바이러스의 존재 여부가 매우 중요하며 의학적으로 충분히 연구할 가치가 있다고 생각합니다.

또 하나는 우리가 종종 접하고 있는 면역 문제입니다. 특히 원기가 부족한 사람이 수술을 하면 자칫 면역이 크게 저하될 수 있습니다. 암세포와 싸우려면 면역력이 있어야 하는데 가뜩이나 원기가 없는 사람이 면역까지 떨어지면 싸울 방법이 없습니다. 암을 잡으려고 걸어서 병원에 갔다가 수술 후 영영 자리에서 일어나지 못하고 죽는 사람이 바로 이런 경우입니다.

또한 수술 시에 사용하는 메스의 금속성이 암세포를 더욱 퍼
뜨릴 가능성도 있습니다. 암세포는 태생적으로 미세 생체전류
의 급변에 의해 전기적 성향을 띠고 있습니다. 그런데 조직 검
사나 수술을 통해 금속메스와 닿으면 메스의 강한 금속 전도성
(칼을 만들 때 응축된 전기에너지, 양전류)이 체내에 있는 암 세포
조직의 음전류와 결합하여 암 전류를 발생시키고, 이 전류가
전신의 신경과 혈관으로 순식간에 퍼지게 된다는 것입니다.

물론 모든 암이 여기에 해당되는 것은 아닙니다. 암의 종류
와 성향이 수천 가지가 넘고, 또 개인의 면역력에 따라 수술과
조직검사에 대한 반응이 다를 수 있습니다. 하지만 이미 유럽
이나 미국에서는 수술로 암을 치료하는 빈도가 감소하고 있는
추세입니다. 뿐만 아니라 수술이나 조직검사를 할 때 금속성
을 띠지 않는 메스로 대체하기도 합니다.

현실적으로 수술이나 조직검사는 암의 치료나 진단에 매우
중요한 역할을 하므로 전혀 배제할 수는 없습니다. 그러나 단순
히 암을 제거하거나 확진하기 위해서 기계적으로 수술과 검사
를 하는 것은 재고해야 합니다. 수술과 조직검사를 할 때 암의
전이와 관련하여 발생할 수 있는 문제에 대해 보완책을 마련해
야 할 것입니다. 환자를 자신의 가족이라고 생각하고 발생 가능
한 부작용을 충분히 고려해서 시행하는 자세가 필요합니다.

화학 항암제, 원기 약한 사람에겐 '독'이 될 수 있다

화학항암제의 투여는 여러 가지 상황에 따라 결정됩니다. 수술을 할 수 없는 환자에게 방사선치료와 함께 화학항암제를 투여하기도 하고 수술 후에 잔여암이나 전이를 방지하기 위해서 투여하기도 합니다.

많은 암환자들이 화학 항암제에 대해 신앙에 가까운 믿음을 가지고 있습니다. 이러한 믿음이 뿌리내리게 된 첫 번째 이유는 우리가 눈부시게 발전하고 있는 현대의학의 혜택 속에서 살아왔기 때문이며 두 번째는 암환자의 경우 치료 선택의 폭이 좁기 때문입니다. 임상에서 말기 전이암 환자들과 대화를 하다 보면 대부분의 암환자들은 초기에 사용했던 화학 항암제가 효능을 발휘했던 기억에 의존해서 이미 화학 항암제의 치료효과가 없는데도 불구하고 지속적으로 화학 항암제에 대한 기대와 믿음을 가지고 있었습니다.

화학 항암제는 급격하게 성장하고 분열하는 암세포를 파괴하기 위해 쓰입니다. 그러나 치료 효과가 불분명하고 부작용이 심하므로 선택하는 데 신중을 기할 필요가 있습니다. 명심할 것은 화학 항암제는 암세포 중에서 일정 비율을 파괴할 뿐 암세포 전체를 없애지는 못한다는 것입니다.

게다가 환자의 체질이나 원기에 따라 화학 항암제는 약이 될 수도 있고 독이 될 수도 있습니다. 미국이나 유럽 사람들은 아이를 출산하자마자 찬 물로 샤워를 하고 수영장에 들어가도 몸에 이상이 없는 데 반해 우리나라 사람이나 동양인들은 출산 후에 찬바람을 맞거나 찬물을 만지면 한방에서 말하는 산후풍에 걸려서 고생하게 됩니다. 체질이 다르기 때문입니다.

인종간의 체질뿐만 아니라 개인차도 매우 중요합니다. 양방에서도 수술이나 항암제 치료를 하기 전에 면역기능을 체크하지만 이 지표만으로는 항암제가 독으로 작용하는 것을 적절하게 막아낼 수 없습니다. 이는 우리가 임상에서 체크하고 있는 면역지표와는 다른 메커니즘이 존재하기 때문입니다. 이 메커니즘이 바로 한방에서 이야기하는 선천적인 원기입니다.

선천적인 원기란 그 사람이 태어나면서 가지고 나온 에너지양을 뜻합니다. 이러한 선천적인 에너지양은 후천적인 노력에 의해서 쉽게 변하지 않는 개인의 신체적 특성입니다. 화학 항암제는 원기가 약한 사람에겐 독이 될 수 있습니다. 일단 화학 항암제가 독으로 작용하면 암환자는 회복이 불가능하며 암이 급속도로 진행하게 됩니다.

또한 수술을 한 후에는 평상시보다 모든 기능이 저하되어 있는 상태이므로 이때에 투여되는 화학 항암제는 약보다는 독에 가깝다고 볼 수 있습니다. 물론 항암제를 투여하기 전에 기본적인 검사를 하지만 이것이 모든 상황을 담보하지는 못합니다.

항암제는 몇몇 암에 대해서 상당히 높은 효과를 발휘하기도 하지만 대부분의 고형암이나 진행성 전이암에 대해서는 그다지 임상 치료율이 높다고 볼 수 없습니다. 특히 위암, 대장암, 폐암, 간암, 췌장암 등에 대해서는 더욱 그렇습니다. 이들 암의 치료율은 30퍼센트 미만이지만(치료율이라고 해도 5년 생존율이 기준이지만) 실제적으로 최종 생존율에서는 15~20퍼센트도 안 된다고 보아야 합니다

현재 주로 발병하고 있는 10대 암에서 위암, 폐암, 간암, 대장암의 등 4가지 장기 고형암이 차지하는 비율이 상당히 높습니다. 남성의 경우는 전체 암환자의 67.5퍼센트에 달하고 여성의 경우는 42퍼센트에 다다릅니다. 암으로 인한 사망자 중에 이 4가지 암이 차지하는 비율 역시 높아, 폐암 20.6퍼센트, 위암 17.4퍼센트, 간암 16.9퍼센트, 대장암 9.1퍼센트로 전체 암의 64퍼센트에 달합니다. 이는 항암제 치료가 장기 고형암의 사망률을 낮추는 데 큰 효과가 없다는 것을 나타내고 있습니다.

방사선 치료, 정상세포를 파괴하고
유전자를 변형시킬 수 있다

방사선은 에너지를 가진 입자 혹은 파동의 흐름이 공간이나 매개체를 통해 전파되는 것을 의미합니다. 위험한 존재로 인식되는 방사선이 암을 치료하고 인간의 생명을 지키는 데 쓰인다는 것은 이제 상식에 속하는 일이 되었습니다. 웬만한 종합병원에는 방사선치료를 위한 특수장비들이 설치되어 있고 작은 병원에서도 X선 촬영을 하게 되었습니다.

방사선에 의한 암 치료는 암부위에 직접 방사선을 쪼여 암세포를 죽이는 방법으로 수술에 비해 넓은 부위를 쉽게 치료할 수 있고 항암화학요법을 할 때 나타나는 부작용을 피할 수 있다는 장점이 있습니다. 반면 방사선을 암세포에만 쪼이는 것이

∷ 항암치료의 부작용

분 류	증　　　상
소화기능 저하	구역질, 구토, 식욕감퇴, 설사, 변비, 복통
골수기능 억제	적혈구, 백혈구, 혈소판 감소로 인한 발열, 빈혈
면역 기능 저하	전이, 재발
기타	탈모

사실상 불가능하고, 눈에 보이는 암 부위 외에 눈에 보이지 않는 주위 조직까지 비교적 넓은 부위를 포함하게 되므로 정상세포를 손상하거나 기능을 약화시키는 등 주변 조직의 부작용을 낳을 수 있다는 단점이 있습니다. 뿐만 아니라 심한 경우 유전자 변이를 유도하거나 직접적으로 돌연변이를 일으킬 수도 있습니다.

2
암 완치를 위해 명심할 것들

빠른 치료속도와 면역력이 관건이다

암치료에서 가장 중요한 것은 치료 속도입니다. 암세포는 증식 속도가 매우 빠르기 때문에 이를 차단해내지 못하면 암이 퍼지는 것을 막을 수가 없습니다. 지금까지 암세포를 가장 빨리 제거할 수 있는 방법으로 널리 알려진 것은 수술과 방사선, 그리고 화학항암제입니다.

그러나 앞에서 살펴본 바와 같이 현대의학에서 시행하고 있는 암치료법은 적잖은 부작용을 낳고 있습니다. 암과 싸우는 데 필요한 면역력을 약화시킬 뿐 아니라 암세포를 완전히 없애지 못하고, 전이와 재발도 효율적으로 막아내지 못합니다. 이러한 부작용을 막기 위해 많은 사람들이 보완책을 연구하고 실험해 왔습니다. 현대의학이 담보하지 못하는 면역력을 높이기 위해 식품이나 약재 등을 섭취하는 '통합치료법'도 등장했습니다.

'통합치료법'에서 사용되는 항암제나 면역제(암환자의 면역력 상승에 효과가 있다고 과학적으로 증명된 여러 가지 식품군)나 치료 원리는 대동소이합니다. 항암제는 직접적으로 암세포에 작용하여 암의 증식을 억제하고 암을 괴사시키며, 면역제는 면역세포들을 활성화하여 우리 몸이 스스로 암을 공격하게 하여 암을 제거하는 것입니다.

차이점도 있습니다. 항암화학요법은 면역력을 환자의 체력에 의존하고 면역제는 면역력 자체를 상승시킵니다. 하지만 지금까지 어떠한 면역제도 이론처럼 암환자에게 객관적 암치료를 성공시키지는 못하고 있는 실정입니다. 다만 항암화학요법과 면역제를 병용했을 경우에 환자의 생존에 도움을 주며 환자의 고통을 줄이고 QCL 즉, 삶의 질을 높일 수 있다고 알려지고 있습니다.

이러한 '통합치료법'의 발전은 암치료에 있어 고무적인 일임에 틀림없습니다. 그러나 화학항암제 위주의 통합치료법은 분명히 한계를 갖고 있습니다. 앞에서도 언급했다시피 암은 화학물질을 장기간 흡입한 결과로 생긴 질병인데, 또다시 화학약품

위주로 치료한다면 근본적으로 암을 물리치기 어렵습니다. 암을 없애기 위해 투입한 화학물질이 다시 발암물질이 될 수 있기 때문입니다. 비록 면역제를 함께 사용한다고는 하지만 화학 항암제에 의존하는 한 아무리 뛰어난 보완책을 마련한다 해도 암을 근본적으로 치료하기는 어렵습니다.

무서운 속도로 전이하는 암을 상대하기 위해서는 여러 가지를 고려해야 합니다.

암이 전이하고 있다는 것은 간단하게 말한다면 아군의 전력이 적군에게 밀리고 있다는 것을 의미합니다. 전쟁을 하기 위해서는 훌륭한 전략과 무기가 필요하듯 암을 잡는 데에도 요령과 기술, 좋은 무기가 필요합니다. 암을 이기려면 암세포의 전략을 읽어야 합니다.

암은 여러 가지 전략을 구사합니다. 면역체계를 마음대로 주무르면서 필요할 땐 한 지역을 포기하기도 합니다. 아군의 보급로를 차단하고 전후방에 동시에 타격을 가하면서 취약한 부분에서 집중적으로 증식을 합니다. 이런 암을 상대하면서 무조건 눈에 보이는 적의 사령부만 공격한다면 어떻게 될까요? 아군까지 전멸하게 될 것입니다.

우리 몸은 살아있는 생명체이기 때문에 한 부분을 지나치게 파괴하면 다른 곳에 취약한 부분이 생기게 됩니다. 그렇게 되면 암은 다시 그곳에 가서 집중적으로 증식하게 됩니다. 다시 말해 전이하고 있는 암에 대한 공격일변도의 항암요법은 발암제 역할을 하게 됩니다. A장기의 암은 잡았는데 갑자기 B장기에 대량증식하는 일이 발생하는 것입니다.

핵약은 이러한 전이암을 잡는 데 최상의 조건을 갖추고 있습니다. '빠른 치료'와 '건강한 치료'라는 두 마리 토끼를 동시에 잡을 수 있는 유일한 치료법입니다.

암치료, 80퍼센트는 면역체계에 달려있다

우리 몸은 외부에서 침입하는 각종 세균과 바이러스를 퇴치하고 내부에서 발생한 비정상물질에 대처하는 능력을 지니고 있는데, 이것이 바로 면역체계입니다. 만일 암과 같은 변종 돌연변이세포가 발생하면 면역체계는 119나 112처럼 재빨리 가동하여 돌연변이 세포를 제거합니다.

우리 몸의 면역체계가 제대로 작동되고 면역력이 극대화되려면 면역세포를 생산하는 골수와 적혈구, 백혈구, 혈장으로 이루어진 혈액이 건강해야 합니다.

면역세포는 주로 골수에서 생산되며, 흉선과 비장 등에서도 많은 수의 면역세포가 생산됩니다. 이렇게 생성된 면역세포는 전신에 골고루 퍼져 있는 임파선과 임파절에 모이게 됩니다. 이들은 혈관처럼 임프관을 통해 상호 연결되어 있어 신체 어느 부위에나 도달할 수 있습니다. 이 골수에 에너지순환이 잘 되게 하는 것은 매우 중요합니다. 골수가 제 역할을 하려면 뼈와 근육의 힘이 충분해야 하고 뼈와 근육의 힘이 충분하려면 척추(경추, 흉추, 요추)와 골반이 제자리에 있어야 합니다.

예전에 근골이 튼튼하다는 말은 건강을 상징했습니다. 근골이 튼튼한 사람은 골수가 몸 안에서 잘 작용하고 면역력이 좋아서 병에 잘 걸리지 않기 때문입니다. 요즘은 척추질환이 많은데 이것은 단순히 자세가 바르지 않아서 생기는 병이라기보다는 공해독소에 의해 척추연골이 굳어지는 공해병입니다. 이러한 공해병은 수술하고 물리치료하고 교정한다고 해서 근치가 되지는 않습니다.

면역체계가 제대로 작용하기 위해서는 혈액도 건강해야 합니다. 혈액은 적혈구, 백혈구, 혈장으로 구성됩니다. 이중에서 적혈구는 산소를 운반하는 일을 합니다. 호흡을 통해서 폐에 들어온 산소를 전신의 구석구석으로 운반하지요. 만일 우리 몸에 충분한 양의 산소가 공급되지 않는다면 산소가 결핍된 조직은 곧바로 변질되거나 문제가 생깁니다. 뇌에 산소공급이 안 되면 뇌경색 등이 생기고 심장에 산소공급이 안 되면 심근경색 등이 생기게 됩니다. 적혈구를 통한 산소공급은 면역의 가장 기본입니다.

백혈구는 과학적으로 규명된 면역감시기구의 총책입니다. 백혈구는 두 가지 면역활동을 통해 우리 몸에 존재하는 비정상적인 세포를 제거합니다. 한 가지는 체액성 면역으로 외부에서 침입한 세균을 사멸시키는 역할을 하고, 다른 한 가지인 세포성 면역은 내부에서 생긴 이상세포를 제거하는 기능을 합니다.

백혈구는 이 두 가지 기능을 T-임파구, B-임파구, NK세포, 대식세포(macroph age) 등을 통해 수행합니다. 네츄럴킬러세포라고 불리는 NK세포와 대식세포인 마이크로파지는 세포단위에서 면역기구의 명령 없이도 직접적으로 암세포를 공격합니다. 또한 T-임파구는 싸이토카인이라는 단백질을 합성하여 방출하는데 이 싸이토카닌에는 인터페론이 있어 암세포를 공격하게 됩니다.

이렇게 혈액의 주요 구성요소인 적혈구와 백혈구는 면역체계에 직접적으로 영향을 줍니다. 그러므로 혈액을 맑게 하는 것은 면역체계를 살리는 핵심입니다. 피를 맑게 하려면 피를 탁하게 하는 저밀도콜레스테롤의 섭취를 줄이고, 고밀도콜레스테롤가 함유된 식물성기름과 항산화식품의 섭취를 늘림으로써 혈관 속의 찌꺼기들과 혈전 등을 제거해야 합니다. 그리고 꾸준한 운동을 통해 몸 구석구석에 충분한 양의 산소를 공급하는 것이 좋습니다.

:: 암치료의 종류와 특징

분류	치료법	치료의 주안점	단점
서양의학	수술, 화학항암제, 방사선	암세포 신속 제거	정상세포 파괴, 면역력 저하
한의학	한약	면역력 제고	암세포 제거 약함
핵약	핵약항암치료, 핵약면역치료, 핵약복원치료	암세포 신속 제거, 면역력 제고	현재로선 대량 생산이 불가능하여 대중화되지 않음

암세포 제거 후 부작용 없으면 99퍼센트 완치 가능하다

암을 치료하는 데 있어서 가장 중요한 것은 '건강하고 빠른 치료속도'입니다. 이런 조건을 갖추려면 약이 암을 이길 만큼 강하면서도 면역력을 상승시킬 수 있어야 합니다. 약이 강해도 면역력을 높이지 못하면 부작용이 생기기 때문입니다. 면역력이 낮으면 부작용은 치명적인 것이 될 수 있습니다.

현재 암 환자들이 가장 많이 이용하고 있는 치료약의 에너지와 면역력을 비교하면 다음과 같습니다. 먼저 일반 한약재의 에너지는 500에서 2,000단위 정도이고 양방 항암제의 에너지 강도는 2만에서 3만 사이입니다. 면역력의 경우 양방 항암제는 마이너스(-)입니다. 이에 비해 핵약은 에너지와 면역력 두 가지를 모두 갖고 있습니다. 웅심환, 핵약 소암정, 항폐암1호, 2호, 핵약 뇌신정, 핵약 붕해1호 등 대부분의 핵약의 에너지 강도를 측정해 보면 장비로 측정가능한 수치인 5만 9천 단위를 훨씬 넘습니다. 면역력 또한 무척 높습니다.

정리해보면 일반 한약이나 건강식품으로 암을 치료한다는 것은 계란으로 바위치기가 됩니다. 한약재의 에너지 정도로는 암세포를 상대하기 힘들다는 것입니다. 양방 항암제 역시 적합하지 않습니다. 양방 항암제는 상당히 높은 수준의 항암능력을 보유하고 있지만 면역력이 마이너스(-)이기 때문에 환자가 본래 갖고 있는 면역력에 따라 치료효과가 달라질 수밖에 없습니다.

핵약 항암제의 가장 큰 특징은 빠른 종양축소와 면역력의 상승을 동시에 이루어낸다는 것입니다. 이것을 저는 '건강하고 빠른 치료속도'라고 표현합니다. 저의 임상경험에 비추어 볼 때 핵약으로 암을 치료하면 실로 눈부신 효과가 있습니다. 물론 경우에 따라 양방과 협진해서 치료하거나 고집적 초음파 암치료기나 색전술 등을 함께 사용하기도 합니다. 암의 종류나 상태에 따라 방사선치료와 항암제치료 등을 병행하기도 합니다.

이러한 복합치료방식을 통해서도 암을 기선제압하고 상당히 높은 수준의 암치료 효과를 거둔 적이 있습니다.

핵약을 이용하는 복합치료를 받은 환자는 더 건강해져서 밥도 잘 먹고 안색도 좋아지며 면역력에 문제가 없게 됩니다. 뿐만 아니라 항암제나 방사선이 일으키는 백혈구 수치의 변화, 오심, 구토, 탈모 등의 부작용이 나타나지 않습니다.

인류의 암 치료법은 과학의 힘과 암에 대해 연구하는 의료진들에 의해 꾸준히 발전하고 있습니다. 저는 핵약이 가까운 미래에 전 세계의 양방병원이나 통합의료병원에서 의사들에 의해 처방될 것을 확신합니다. 그리하여 병고에 신음하는 암과 난치병 환자들에게 복음처럼 다가가 인류에 헌신하는 날이 반드시 올 것이라 믿습니다.

3
몸은 살리고 암세포만 죽이는 천연 항암치료제, 핵약

핵약은 첨단의 실용과학이다

고도의 기술로 추출, 합성한 핵약들은 눈부신 항암력과 면역력으로 암세포를 신속히 제거하는 동시에 면역기능을 정상화합니다. 이런 기적적인 신약인 핵약이 과학이냐 아니냐에 대한 논란도 있습니다. 결론부터 말한다면 저는 첨단의 실용과학이라고 자신합니다.

15년 전만 해도 사람들은 대체의학이나 면역요법을 인정하지 않았습니다. 그러던 것이 미국이나 일본, 유럽에서 연구가 진행되자 비로소 인정하기 시작했습니다. 그럼 20년 후에는 어떨까요?

과학 혹은 과학의 힘을 빌리고 있는 현대의학은 자만하면 안 됩니다. 특히나 사람의 생명을 다루는 의학을 연구하는 사람은 자신감과 함께 겸허한 연구자세도 가져야 합니다. 인류의 역사를 통틀어 증명 가능한 과학의 힘을 빌려 대중에게 혜택을 입힌 지는 불과 100년도 되지 않았습니다. 새로운 과학적인 발견에 의해 예전의 정설이 더 이상 정설이 아니게 된 경우도 많습니다.

과학기술의 발달에 따라 과거에 미지의 영역으로 남겨졌던 것들의 실체가 밝혀졌듯이 지금 과학적으로 해명할 수 없다는 이유로 외면당하고 있는 현상들이 사실은 그 무엇보다 합리적이고 과학적이라는 것이 곧 밝혀지게 될 것입니다. 핵의학과 핵약은 이미 충분한 임상과 과학적인 검증을 거치고 있으며, 멀지 않은 미래에 현대의학과 어깨를 나란히 할 날이 올 것입니다.

면역력은 높이고 암세포는 없앤다

양약은 푸른곰팡이에서 추출한 약성으로 페니실린을 만들고 버드나무 잎에서 추출한 성분으로 아스피린을 만들며, 은행잎에서 혈전용해제를 추출합니다. 예전의 양약은 대부분 천연물에서 추출한 약성을 화학복제하여 사용하였습니다. 그러나 화학복제 신약은 예상외로 부작용이 많았습니다.

전 세계 제약회사들은 1980년대 후반부터 직접적인 천연물 유래 신약에 관심을 기울이기 시작했습니다. 일례로 세계 1, 2위를 다투는 다국적 제약회사인 미국의 머크사는 1996년 당시 출시하는 신약의 3, 40퍼센트를 직접적인 천연물을 원료로 사용했습니다. 저는 앞으로의 미래의학은 천연물 추출물이 대세일 것이라고 예견하고 1994년경부터 본격적으로 천연물에 대한 연구를 시작하였는데 이러한 연구가 후일 핵약을 개발하는 기초가 되었습니다.

핵약(核藥)은 부작용이 없는 천연물 추출 항암제이자 세포조직 재생제입니다. 또한 사람을 살리는 활인핵(活人核) 역할도 합니다. 한약이 초목이나 동물, 일부의 곤충과 광석물을 원료로 사용하는 것과 달리, 핵약은 특수한 약용원료를 과학적으로 추출하고 합성합니다.

핵약은 대부분 두 가지 이상의 약용원료를 합성하여 만들어지므로 합성핵약이라고도 합니다. 합성핵약은 고온이나 고압력에서 특수하게 만들어진 약용 광물질과 천연약초추출물을 합성하여 제조하기도 하고 특수하게 사육한 동물의 특정부위를 이용하기도 합니다. 또한 기존의 한방의서에서는 찾아볼 수 없었던 약용원료를 이용하거나 특수한 원료인 웅담, 우황, 사향 등을 사용하여 주사제를 만들기도 합니다. 이러한 핵약으로는 핵단, 삼보주사 등이 있고 대부분 각종 암이나 난치병 약을 만들 때 원료로 사용하고, 배합비율이나 처방하는 방식에 따라 각종 암과 난치병에 눈부시게 작용합니다.

이렇게 만들어진 임상용 핵약에는 간암과 위암치료제 핵약인 웅심환, 간암치료제 핵약인 항암익간고, 항간암1호, 2호, 폐암치료제 핵약인 소암정, 항폐암1호, 2호, 뇌암치료제 핵약인 뇌신정. 자궁암과 직장암, 대장암 치료제 핵약인 붕해1호, 간질치료제인 천마산, 자궁근종 치료제인 좌궁단 등이 있습니다.

핵약의 발명은 암과 난치병을 '건강하고 빠르게 치료'하는 대전기를 마련하였습니다. 핵약의 발전으로 미래의학의 지평이 열리게 된 것입니다.

: : **부위암별 임상용 핵약**

간암	웅심환, 항암익간고, 항간암1,2호
위암	웅심환
폐암	소암정, 항폐암1,2호
뇌암	뇌신정
자궁암, 직장암, 대장암	붕해1호

이러한 핵약의 기초이론과 병인병기학, 약물학, 치료학 등을 총 망라한 것이 바로 핵의학입니다. 보통 핵의학이라고 하면 국제적으로나 한국에서나 양방의 진단기술의 한 분야를 떠올리기 쉽습니다. 하지만 제가 말하는 핵의학은 핵약이 근거가 된 새로운 의학으로 활인핵의학 또는 자연핵의학이라고 할 수 있습니다.

천연항암제 핵약의 성분과 임상연구

임상에서 눈부신 치료효과를 가진 핵약의 성분들을 보면 대부분 현재로서는 대량생산이 불가능한 핵단, 천웅, 산삼, 사향, 웅담, 우황, 진사, 호백, 자연산 동충하초, 녹반, 핵비소 등 극귀한 진품 천연원료들로 구성되어 있습니다. 이러한 천연원료의 법제를 통해 물질의 특성을 바꾸어 추출하거나 고온, 고압하에서 합성하여 핵약을 얻어내게 됩니다.

대표적인 핵약으로는 웅심환, 천웅단, 소암정, 항간암1호, 좌궁단, 뇌신정 등 각각의 암종에 따라 20여 종이 있으며 이 중에서 몇 가지 핵약을 살펴보면 다음과 같습니다.

핵약 웅심환(雄心丸)

웅심환은 주로 간암, 위암, 식도암, 대장암, 직장암 등 소화기 암에 주로 사용하는 핵약으로 임상에서는 전립선암, 백혈병, 뇌암에도 탁월한 효능을 발휘합니다. 웅심환의 주성분은 핵단, 사향, 웅담 등으로 이 중에 핵심이 되는 핵단은 제조공정이 무척 까다롭습니다.

핵단의 제조법은 특정한 동물에게 각각 인삼, 부자, 초오, 음양곽, 옻껍질(乾漆皮), 유황 등을 분말한 가루를 최소 1근에서 최대 1백근까지 곡물과 혼합하여 만든 약용사료를 1년간 먹여서 특정 동물의 간(肝)을 약용으로 변화시켜 유효성분을 추출합니다. 일례로 흑염소의 경우, 음양곽 1백 근가량을 준비하여 이 중에 30근은 분말하여 알코올에 진액을 뽑습니다. 그리고 인삼 6년근 20근, 마른 옻껍질 30근을 각각 분말하여 음양곽 진액과 함께 밀기울로 쑨 죽에 먹기 좋을 만큼씩 타서 1년에 걸쳐 흑염소에게 먹입니다. 그리고 나머지 70근가량의 음양곽은 그대로 평소에 먹입니다. 이들 약재를 다 먹여 사육이 끝난 뒤 흑염소의 간만을 떼어서 유효성분을 추출하면 하나의 핵단이 됩니다.

우리가 쉽게 접할 수 있는 유황오리는 토종 집오리에 사료와 유황을 섞어 먹인 오리를 말합니다. 토종 집오리에 유황과 보리밥을 먹이면 약성이 훨씬 좋아지지만 오리가 식성이 좋아서 많이 먹기 때문에 보리밥의 원가 문제로 누구나 쉽게 사육하지는 못합니다. 유황오리나 보리밥 유황오리는 건강에 무척 도움이 됩니다. 하지만 약성이 탁월한 핵단을 오리에서 얻으려고 한다면 이보다는 훨씬 많은 노력을 해야 합니다. 토종 집오리에 유황과 인삼, 마른 옻껍질 그리고 법제한 초오(草烏)를 분말한 후에 찐 보리밥에 비벼서 사료 대신 1년간 먹인 후에 그 간을 떼어내서 유효성분을 추출하면 되는데 들어간 노력과 비용에 비해 오리간은 너무나 작습니다. 이러한 핵단의 원료 가금류들은 사육을 하다가 죽는 경우도 많아서 원료를 얻는 데 막대한 비용과 시간이 소요됩니다.

:: 웅심환의 임상연구

- 간암, 위암 등 소화기 암에 뚜렷한 효능
- 고형암에 대한 뚜렷한 항암작용
- 암의 전이, 재발방지에 뚜렷한 효능
- 항염증, 항바이러스 작용
- 면역증강작용

천웅단은 주로 간암, 폐암, 위암, 대장암, 골수암, 뇌암, 신장암, 방광암 등 여러 종류의 악성종양에 두루 사용할 수 있는 광범위한 핵약 항암제입니다. 천웅단의 주성분은 법제한 천웅, 핵단, 우황 등으로 이중에 핵심이 되는 천웅의 합성법은 매우 까다롭습니다.

천웅의 법제법은 천웅 30근을 냉수에 담가 하루가 지난 다음 물을 갈아서 또 담그는 것을 3일 동안 한 뒤에 그것을 말립니다. 그리고 생강 30근을 갈아서 즙을 낸 후 그 즙에 천웅을 담가 하루가 지난 다음 생강즙을 갈아서 또 담그는 것을 7일간 반복한 뒤에 그것을 햇볕이 닿지 않는 서늘한 곳에서 말립니다. 그리고 황토 30근을 고운체로 거른 후에 물에 풉니다. 이 황토물에 천웅을 담그고 하루가 지난 후에 황토물을 갈아서 또 담그는 것을 7일간 반복한 뒤에 그것을 말립니다. 그리고 검정콩 30근을 물에 진하게 달여낸 후 검정콩을 달인 물에 천웅을 담가 하루가 지난 다음 검정콩 달인 물을 갈아서 또 담그는 것을 7일간 반복한 뒤에 그것을 말립니다. 그리고 원감초 30근을 물에 진하게 달여낸 후에 원감초를 달인 물에 천웅을 담가 하루가 지난 다음 원감초 달인 물을 갈아서 또 담그는 것을 7일간 반복한 뒤에 그것을 말립니다. 이러한 40일간의 법제를 통해 천웅의 약성을 변화시켜 약용물질로 사용할 수 있는 핵약의 원료물질을 얻게 됩니다.

신토불이 한국산 토종약초는 외래산에 비해 월등한 효과가 있지만 이 천웅은 예외로 중국의 사천성과 절강성에서 생산되는 것이 가장 우수합니다.

1) 항암작용

- 주요성분은 체내 필수 미량원소인 셀레늄(Se)으로 생약원료 1g당 1.2ug가 함유되어 있다. 흡수가 가능한 형태의 천연 유기셀레늄의 높은 함량으로 각종 화학성 발암인자에 대한 뚜렷한 억제작용을 한다.
- 직접적으로 암세포의 증식을 억제한다. 임상실험결과 특히 간암, 폐암, 유선암 등에 대한 종양억제작용이 가장 뚜렷하였다.
- 암 유발인자 억제율은 40퍼센트에 다다르며, 암세포의 세포사멸을 유도한다.

2) 면역증강작용 : 항암면역활동을 하는 대식세포, NK세포, T세포의 증강을 통해 강력한 항암, 면역증강작용을 한다.

3) 항염작용 : 만성기관지염과 기관지천식에 일정한 효능이 있다

소암정은 웅심환이나 천웅단처럼 광범위한 천연항암제가 아니라 주로 원발성 폐암, 기관지암, 폐 전이암 등 폐암에 주로 사용하는 폐암전문 핵약항암제입니다. 하지만 요즘에는 전이암과 재발암이 많기 때문에 핵약항암제를 단독으로 투여하는 경우는 극히 드뭅니다. 소암정의 주성분은 녹반, 섬서, 핵단, 동충하초 등입니다.

핵약으로 암을 치료할 때 가장 치료효과가 높은 암이 폐암과 간암입니다. 이때 치료효과가 높다는 것은 장기 고형암들 중에서 그렇다는 것입니다. 예를 들어 뇌암, 갑상선암, 후두암, 유방암, 전립선암, 자궁암, 백혈병, 골수암 등은 장기 고형암이 아니므로 장기 고형암에 비해서는 치료가 쉬운 편에 속합니다. 소암정의 주성분 중에는 핵단을 제외하더라도 녹반, 섬서, 동충하초 등 진귀하고 합성하기가 까다로운 핵약이 많이 들어 있습니다. 이 중에 섬서와 동충하초는 뒤편에서 다루고 여기서는 녹반에 대해서 이야기해보겠습니다.

녹반

녹반은 자연산과 화학부산물 두 종류가 있습니다. 화학부산물인 녹반은 황산제일철의 수화물을 말하며 화학식으로는

FeSO4·7H2O 즉, 7수화염이라고 합니다. 핵약을 합성하기 위해서는 꼭 자연산 청반원석을 써야 하는데 한국에는 거의 없고 요즘은 주로 중국과 필리핀에서 천연 원석을 구할 수 있습니다. 천연원석을 12시간가량 불에 가열한 후 분쇄하여 분말로 만든 다음 방목하여 키운 오골계 알의 흰자위나 토종닭 알의 흰자위만 골라서 분말가루와 반죽을 합니다. 토종닭이라고 해도 달걀의 껍질에 석회질 농도가 낮으면 별로 효과가 없습니다. 오히려 방사하여 키운 일반 닭이 더 좋습니다. 그러므로 오골계나 토종닭을 방사하여 키우고 또 사료에 차돌이나 자갈 등을 갈아서 먹게 하여 알 껍질의 석회질 농도를 높여야 합니다. 이렇게 해서 얻어낸 오골계나 토종닭의 알은 석회질 농도가 높아져서 1m 높이에서 콘크리트가 아닌 흙바닥에 떨어트려도 알의 노른자위가 터지지 않습니다.

작년에 한국에 들렀을 때 지인의 소개로 자갈을 갈아 먹인 오골계를 방목하는 분이 청원에 있다고 해서 직접 답사도 할 겸 방문한 적이 있었습니다. 이 선생님이라는 분으로 농원을 크게 하시고 계셨는데 저희 일행을 반갑게 맞아주셨고 저녁으로 바로 잡은 유황오리 2마리를 백숙으로 내오셨습니다. 식사를 마치고 방문 목적인 오골계 알을 보자고 하니 이 선생님은 자신 있게 오골계 알 몇 개를 가지고 오셔서 실험을 하자며 1m 높이에서 방바닥에 떨어트렸습니다. 헌데 노른자위가 '퍽' 소리를 내며 터지는 것이었습니다. 이 선생님은 약간 민망한 표정으로 다시 한번 해 보자고 하였고 두 번째 알을 떨어트렸습니다. 하지만 결과는 마찬가지였습니다. 세 번째, 네 번째 계속 시도해 보았지만 역시 마찬가지였습니다. 저는 이 선생님에게 함께 문제점을 찾아보자고 하며 노른자위 터트리기 실험을 그만하였습니다. 그날은 누가 알아주지 않는데도 이런 특수한 알을 만들기 위해 노력하시는 이 선생님을 만난 것만으로도 마음이 뿌듯했습니다.

1,000°C가 넘는 고온에 구워낸 청반원석과 석회질 농도가 높은 오골계 알을 합성하면 고열이 발생합니다. 온도가 높을수록 약성이 좋아지는데 온도는 청반원석의 순도와 균일한 고온 처리가 된 상태와 오골계 알의 순도에 따라 높아집니다. 보통 두 가지 물질을 합성하면 100°C가 훨씬 넘게 되며 20여 시간이 지나서야 차츰 식으면서 서서히 굳어져 고체가 됩니다. 이렇게 법제 합성하여 합성핵약의 원료 중의 하나인 녹반을 얻게 됩니다.

핵약 항간암1호

핵약 항간암1호는 소암정과 마찬가지로 여러 암에 두루 사용하는 광범위 천연함암제가 아니고 주로 간암, 담낭암, 담도암, 간경화, 황달, 간복수 등에 전문적으로 사용하는 간암 전문 핵약 함앙제입니다. 항간암1호의 주성분은 산양산삼(장뇌삼) 추출물, 핵단, 사담, 삼칠, 소전라유 등이며 모두 간에는 신약과 같은 존재들로 구성되어 있습니다. 이중에 특히 산양산삼추출물은 현대 약리학적으로도 항암작용이 우수한 산삼성분인 진세노사이드가 함유되어 있습니다. 북한에서는 오래전부터 금당주사액이라고 하여 스위스 제네바의 국제의약품발명대회에서 금상을 받은 면역항암치료제를 생산하고 있는데 이 주사제의 주성분이 바로 산양산삼에서 추출한 다당체와 유기게르마늄, 유기백금 등입니다.

산삼이 워낙 극귀한 약이다 보니 한국, 북한, 중국에서 연구가 많이 되고 있고 또한 연구방향에 따라 이를 추출하는 방식과 성분이 서로 다른 것이 사실입니다. 가장 좋은 것은 산삼 자체를 분말하여 다른 핵약과 합성하는 것이지만 워낙 천종산삼이 귀하고 비싸기 때문에 중동의 왕실처럼 특별한 요구에 의한 제조형태가 아닌 한 대용으로 백두산 장백, 통화 일대에서 나오는 자연산 산양산삼을 사용하여 유효성분을 분리, 추출하고 있습니다. 또한 지금은 한층 더 나아가 자연산 산양산삼을 9증9포(아홉 번 찌고 아홉 번 말리는 전통적인 법제법)하여 산양홍산삼을 만들어 유효성분을 추출하고 있는데 일반 산양산삼에 비해 양질의 다당체와 유기게르마늄을 얻고 있으며 진세노사이드의 함량 또한 한층 더 높아졌습니다.

:: **임상연구**

- 용·항암작용 : 간암, 췌장암, 담낭암, 담도암에 뚜렷한 종양억제
- 합병증 치료 : 황달과 복수에 대한 치료효과
- 항바이러스 : 급·만성 간염, 간경화의 치료

1) 적응증 : 난소암, 자궁경부암, 자궁근종

2) 임상연구

- 자궁암에 대한 뚜렷한 항암치료효과

- 난소암, 육종, 위암, 폐암 등에 광범위한 종양억제와 항암작용

핵약 항골수암1호, 항암진통고

1) 적응증 : 각종 암통증, 말기 골수전이에 의한 암통증과 피부암

2) 임상연구

- 국부적 항암작용 : 표피를 통해 암조직에 직접 작용하여 암세포를 괴사 시키는 효과

- 암통증 완화 : 부작용 없는 진통효과를 통해 암통증을 개선

핵약 항골수암2호

1) 적응증 : 골수암, 골수전이, 골수염, 디스크

2) 임상연구

- 항암작용 : 골수암, 골수 전이암에 대한 뚜렷한 종양억제

- 골질의 회복작용 : 파괴된 골질을 회복시키고 칼슘의 흡수도와 혈중 칼 슘농도 및 혈중 인의 농도를 높임으로써 골질재생을 촉진한다.

• 화학항암제의 독성과 부작용을 감소시키고 방사선 치료의 효과를 증가 시킨다. 특히 방사선 치료시 폐암에 대해 뚜렷한 치료증진 효과가 있으며 방사선 치료 후에 생기는 만성설사를 예방한다.

핵약 항암복원단

1) 적응증 : 면역력 저하, 만성 간염, 당뇨병, 심계항진 등의 만성 허약질환

2) 임상연구

• 종양억제작용

• 백혈구 상승작용 : 백혈구의 성장을 촉진하고 항암제와 방사선에 의한 백혈구 감소증을 예방 및 치료한다.

• 면역증강작용 : 암환자의 면역력을 상승시키며 항암제, 방사선치료로 인한 심장, 간, 신장 등 장기의 손상을 회복시키거나 손상을 감소시킨다.

핵약 면역플러스1

1) 적응증

• 면역기능저하에 따른 반복적인 호흡기 감염, 백혈구감소증, 재생불량성 빈혈

• 보조적인 암치료

• 방사선, 항암제 부작용에 의한 조혈계통과 소화기계통의 부작용 치료

2) 임상연구

• 면역증강작용 : 대식세포를 활성화하고 백혈구의 수치를 높이며 골수의

　조혈 기능을 향상시킨다.

• 세포사멸을 유도한다.

1) 적응증 : 면역력 저하로 인한 호흡기 감염, 폐렴, 담낭염, 맹장염, 수술

　후의 감염

2) 임상연구

• 항암작용 : 임파선암, 자궁경부암, 간암, 육종 등에 뚜렷한 항암작용

• 암 합병증 치료 : 암통증, 발열, 복수 등의 암으로 인한 합병증에 탁월한

　효능

• 면역증강작용 : 말기 암환자의 악액질 개선에 탁월한 효능

• 항염작용 : 호흡기 감염, 폐렴, 담낭염, 맹장염 등에 탁월한 항염작용

핵약의 3대 암치료법

핵의학에서 암을 치료하는 방식은 크게 세 가지로 분류할 수 있습니다. 첫째는 '핵약 항암치료'로 강력하면서도 면역력에

손상을 주지 않는 핵약을 투여하는 것입니다. 이렇게 투입된 핵약은 신속하게 혈액과 세포, 신경 등에 작용하여 암세포를 괴사시키고 소멸시키게 됩니다. 주로 암 세포에 대한 공격위주의 치료방식입니다. 이러한 핵약으로는 웅심환, 소암정, 항폐암1호, 항간암1호, 붕해1호 등이 있습니다.

두 번째 방법은 '핵약면역치료'로, 기본적인 항암작용을 토대로 면역력 강화에 역점을 두는 치료방식입니다. 면역치료는 암세포를 직접 공격하기보다는 각종 암의 생성원인을 찾아 제거하는 것을 우선으로 합니다. 이는 단순히 면역력에 무엇이 좋다더라 하는 식품영양학적인 사고와는 차원이 다릅니다. 진정한 의미의 면역치료는 선천적으로 혹은 오랜 정신적, 육체적 습관으로 인해 생긴 우리 몸의 균형 즉, 오장육부의 흩어진 균형을 바로 잡아주는 것입니다. 균형 잡힌 오장육부는 암이 세력을 확대하거나 형성하지 못하게 하고 혈액과 골수의 소통을 원활하게 함으로써 면역력을 극대화합니다. 피를 맑게 하고 체력을 강화함으로써 암치료의 핵심이 되는 '핵약 항암치료'를 보조하게 됩니다. 이러한 면역 핵약으로는 항암익간고, 항암보폐고, 항암면역고 등이 있습니다.

마지막으로 '핵약 복원치료'가 있습니다. 복원이란 원래의 상태로 되돌려 놓는 것을 뜻합니다. 복원치료는 이미 암이 치료된 이후의 보이지 않는 암의 알집까지 없애는 '재발방지 치료'와 수술이나 항암제 치료 후의 '전이를 방지하는 치료'로 구성되어 있습니다. 눈에 보이는 큰 암이 없어졌다고 해서 근원이 되는 암의 뿌리가 빠졌다고 장담할 수는 없습니다. 또한 미세암은 지금의 과학 수준으로는 진단을 해낼 수 없습니다. 이러한 이유로 해서 저는 암이 다 치료된 후에도 반드시 복원치료를 진행합니다. 또한 수술이나 방사선, 항암제 치료이후에 체력회복과 전이방지를 목적으로 이 복원치료를 하게 됩니다. 이러한 핵약으로는 면역플러스 1, 2호와 항암복원단, 복방서황단 등이 있습니다.

:: 세 가지 암치료법과 핵약

치료법	효과	핵약
핵약항암치료	혈액과 세포, 신경 등에 작용하여 암세포를 괴사, 소멸시킴	웅심환, 소암정, 항폐암1호, 항간암1호, 붕해1호
핵약면역치료	각종 암의 생성원인을 찾아 제거함	항암익간고, 항암보폐고, 항암면역고
핵약복원치료	암이 치료된 이후의 보이지 않는 암의 알집까지 없애 재발과 전이를 방지함	면역플러스 1, 2 항암복원단, 복방서황단

4

운명처럼 만난 핵약 개발

생명을 잃을 뻔했던 핵약 1호 주사제 연구

핵약을 발명하기까지 참으로 많은 일이 있었습니다. 그 중에서도 20년 전의 일화는 잊을 수 없습니다. 1990년, 스승님은 획기적으로 암을 치료하는 핵약 주사제의 제조법에 대해 세밀하게 설명해주셨습니다. 그것을 제자 중의 한 사람인 주모 형이 심혈을 기울여 1년에 걸쳐 제조하였습니다. 그 소식을 들은 저는 주모 형과 상의하여 둘이서 이 주사제를 맞아 보기로 했습니다.

몇일 후 주모 형의 집에 가보니 혈관주사를 놓을 수 있는 간호사를 데리고 주사를 맞을 준비를 하고 있었습니다. 원래 스승님은 150cc 포도당에 5cc 정도까지 배합하라고 하셨습니다. 그러나 저는 이런 주사가 처음이니 250cc 포도당에 1~2cc 만 배합하였습니다. 반면 형은 체력에 자신이 있었는지 포도당에 3~4cc를 배합하였습니다.

그런데 주사를 놓은 지 15분쯤 지나자 숨이 막혀오기 시작했습니다. 그러더니 이내 숨이 쉬어지지 않고 눈앞이 어두운 밤처럼 깜깜해졌습니다. 손끝 하나 움직일 수가 없었습니다. 그때 언뜻 두 가지 생각이 떠올랐습니다. 한 가지는 한방고서인 황제내경에서 이야기하는 심주신명(心主神明 : 심장이 신(神)과 밝음(明)을 주관한다), 즉 '심장이 멎으니 밝음이 사라지는구나'라는 생각이 들었습니다. 다른 하나는 이 주사바늘을 얼른 빼야 한다는 생각이었습니다. 저는 온 정신을 모아서 손끝을 움직여 보았습니다. 그러나 잘 움직여지지 않았습니다. 다시 최대한 정신을 집중해서 손끝을 움직이니 손끝이 미세하게나마 까닥까닥 움직여졌습니다. 제 까닥이는 손끝이 주사바늘이 꽂힌 쪽으로 향하였습니다. 마음 같아서는 빼달라고 소리치고 싶었지만 목소리가 나오지 않았습니다. 그 순간 간호사가 보았는지 얼른 주사바늘을 빼는 것이 느껴졌습니다. 주사바늘을 뺀지 몇 초가 흐른 뒤에야 숨이 돌아오면서 심장이 뛰고 어둡던

눈이 다시 밝아졌습니다. 한마디로 죽을 뻔한 것입니다. 반면 주모 형은 심장이 튼튼하고 체력이 좋아서 그랬는지 아무 탈 없이 그 주사를 다 맞았습니다.

이 사건으로 저는 많은 생각을 하게 되었고, 그 과정에서 의학과 약학을 전공할 필요성을 느껴 중국으로 유학을 가게 되었습니다. 새로운 제제에 대한 접근 방식과 의약품의 안전성 테스트 및 독성실험 등의 필요성을 절감하였고, 과학적이고 체계적인 의·약학 연구가 필요하다는 것을 절실히 깨달았기 때문입니다. 그렇게 해서 저의 의학연구는 학문적이고 임상적이고 검증 가능한 과학적인 방법으로 접어들게 되었습니다. 또한 이 일은 스승님의 의학을 정규적인 의학과의 결합을 통해 발전시켜 나가야 한다는 사명감을 갖는 계기가 되었습니다. 1995년 그 첫 번째 결실로 저는 스승님의 의학을 총 정리하여 《종양학 원론》이란 책을 엮게 되었습니다.

저는 제가 맞았던 이 핵약 주사제를 '핵약1호 주사제'라고 명명하였습니다. 지금까지도 '핵약1호 주사제'는 다른 핵약 주사제와 더불어 핵약의 핵심 주사제의 하나입니다. 핵약 1호를 맞고, 주모 형과 저는 각기 다른 체험을 하였지만 주사를 맞은 후의 현상은 스승님의 말씀대로 신비하기 그지없었습니다. 주사제의 기운은 1시간에 걸쳐 뇌까지 올라가서 그곳에서 20여분

동안 맴돌더니 5시간에서 7시간에 걸쳐서 발끝까지 내려갔습니다. 발끝까지 내려가는 도중에 문제가 있는 부위에서는 1시간 정도 기운이 머물면서 내려가지 않았습니다. 제 경우에는 간이 약했는지 간 부위에서 약 기운이 1시간 정도 머물렀다가 발끝으로 내려갔습니다.

이 혈청주사액은 안정화하기 쉽지 않습니다. 문제는 '핵약1호 주사제'가 함유한 염분농도인데 이 염분농도가 심장에 문제를 일으키고 쇼크를 일으켜서 오한을 일으키는 것입니다. 저는 이 핵약 1호의 안정성을 확보하기 위한 연구를 오늘도 계속하고 있습니다. 주위에는 "이미 다른 핵약으로 암치료가 가능한데 왜 힘도 들고 비용도 천문학적으로 드는 혈액주사제의 연구 개발에 힘을 쓰느냐"고 묻는 분도 계십니다. 그러면 저는 말합니다. "이 핵약 1호 주사제가 안정화되어 임상에 사용할 수 있게 되면 암과 난치병 환자의 대량치료가 가능해질 것입니다. 뿐만 아니라 지금처럼 고비용 구조에서 치료해온 암 치료를 저비용으로 할 수 있게 됩니다."

신비로운 인연으로 탄생한 핵약 2호 주사제

핵약1호 주사제와 더불어 핵심적으로 손꼽히는 주사제 중에 핵약 2호 주사제가 있습니다. 1997년부터 집중적으로 연구해온 핵약2호 주사제는 암을 제거하고 면역력을 올리는 데 굉장한 효과가 있습니다. 핵약2호 주사제는 강력한 항암효과를 일으켜 암의 크기를 시시각각 줄입니다. 뿐만 아니라 몸속의 모든 피를 정화하여 미세혈관의 막힌 부분을 풀고 신경을 회복시켜 악성암종과 난치병을 신속하게 제거합니다.

핵약2호 주사제에는 웅담, 사향 등이 함유되어 있습니다. 사향은 핵약을 만드는 데 있어 매우 소중한 원료입니다. 주로 심혈관계와 뇌신경계에 작용하는 까닭에 예로부터 기사회생의 명약인 우황청심원이나 안궁우황환 등에 중요한 약재로 쓰여 왔습니다.

중국에는 사향이 함유된 암 치료제로 서황환 등이 있고 간병약으로 국가급 신약인 편자황이 있습니다. 현대 약리학적으로 볼 때 사향은 신경계에 대한 작용이외에 항암작용을 가지고 있습니다. 그러나 유감스럽게도 사향국노루가 전세계 휘귀동물로 지정이 돼서 천연사향을 사용하는 것을 금지하고 있으며 일부 의약품도 인공사향으로 대체되고 있습니다. 중국의 경우에는 사향국노루의 양식에 성공함으로써 꼭 필요한 의약품의 원료로 사용할 수 있는 발판을 마련하였습니다. 북한도 노루사향을 대체하여 서사향주사제를 생산하고 있습니다. 서사향이란 노루사향이 아닌 쥐 서(鼠)자를 쓰는 쥐사향으로 만든 주사제입니다. 주로 중풍이나 소아마비 등에 사용하는데 효과가 매우 높은 편입니다. 이러한 쥐사향 이외에도 한국에서 생산되는 우황청심원은 러시아에서 생산되는 고양이사향을 쓰기도 합니다. 그러나 사향이 이처럼 각종 난치병에 효능이 탁월한 것을 알면서도 중국을 제외하고는 어느 나라도 원료생산에 힘을 기울이지 않고 있는 실정입니다.

핵약 2호 주사제의 핵심은 사향, 웅담 등의 순도에 있는데, 순도가 확보된 후에도 여전히 문제는 남았습니다. 제조공정이 무척 까다로웠기 때문입니다. 그러던 어느 날, 2005년 10월에 북경으로 자유여행가 한 분이 찾아왔습니다. 문씨 성을 가진 그 분은 알고 보니 중국여행 가이드북을 쓴 제 후배를 찾아온 것이었습니다.

저는 곧바로 후배에게 전화를 해서 만나게 해주었습니다. 자신의 책을 읽고 여행 중에 북경까지 찾아온 문선생님을 후배는 따뜻하게 맞이하였고, 책의 저자를 직접 만난 문선생님도 무척 기분이 좋아보였습니다. 그 날 저녁 저는 문선생님의 숙소로 가서 잠깐 이야기를 하게 되었습니다. 아무래도 저의 직업이 의사인지라 암 치료 얘기까지 하게 되었는데 뜻밖에도 문선생님이 예전에 의사 친구와 함께 암치료 주사제를 만들어 임상실험까지 해보았다는 것이었습니다. 더욱이 놀란 것은 문선생님이 말한 암 주사제가 바로 당시 제가 연구에 매진하고 있던 핵약2호 주사제와 일치하였다는 것이었습니다. 저는 당시 주사제의 원료 배합비와 추출방식, 그리고 주사단위 등의 문제를 풀지 못한 상태였습니다. 그런데 문선생님은 원료 배합비율과 추출방식, 그리고 1회 주사시 최저치와 최고치를 일사천리로 설명해주셨습니다. 뿐만 아니라 주사 시에 나타날 수 있는 증상까지 하나하나 자상하게 설명해주시는 것이었습니다. 저는 정신을 바짝 차리고 모든 것을 받아 적었습니다.

문선생님과의 문답은 그렇게 3일 동안 계속되었습니다. 선생님은 자신과 함께 연구했던 의사가 지금 미국에서 암을 치료하고 있는데 어떤 암이든 백발백중으로 빠르게 치료한다고 했습니다. 그리고 인연이 닿으면 서로 알게 될 것이라고 할 뿐 그 분의 인적사항에 대해서는 아무런 언급을 하지 않았습니다. 급한 마음에 그 분을 소개시켜 달라고 애원하였으나 돌아오는 답은 인연이 닿으면 서로 알게 될 것이라는 말뿐이었습니다. 저는 '이렇게 소중한 지식을 아무 대가없이 알려주신 도인 같은 분이니 무엇인가 다른 뜻이 있겠구나' 싶어 더 이상 그 분에 대해 묻지 않았습니다. 3일 간에 걸친 문답을 마친 문선생님은 본인의 연락처조차 남기지 않은 채 북경을 떠나셨습니다. 지금으로

부터 4년 전에 있었던 이 기이하고 우연한 만남으로 저는 드디어 핵약2호 주사제의 비밀을 풀 수 있었습니다.

암 치료에 있어서 기적과도 같은 효험을 가진 핵약2호 주사제는 양산만 가능하다면 곧바로 임상에 투여할 수 있을 정도로 안전합니다. 하지만 아쉽게도 원료의 기반산업이 취약한 까닭에 양산이 어려운 실정입니다. 그래서 저는 오늘도 수없이 꿈을 꿉니다. 영약의 보고인 한국의 산이나 무인도에 사향노루, 곰 등을 대량 방목하여 헬기로 자연산 약초를 먹이로 뿌리는 꿈을 말입니다. 앞으로 이러한 희귀 의약품 원료를 양산하지 않는다면 고급향수의 원료로나 쓰일 뿐 의약품으로는 사용하지 못하게 될 것입니다. 하지만 저는 누군가에 의해 저의 꿈이 현실화 될 것이라 확신합니다. 어느 날 낯선 땅 북경에 남루한 옷차림으로 나타나 귀한 비결을 전해주고 사라진 문선생님 같은 분이 반드시 나타날 것을 믿습니다.

핵약, 중국의료전서에 등재되다

현재 중국은 우리나라의 한의학 격인 중의학을 과학화하고 표준화하여 전 세계에 알리고자 국가적인 차원에서 부단히 노력하고 있습니다. 중국 전역에는 1,000병상이 넘는 중의병원이

수두룩하며 이러한 병원들은 자체의 제약회사를 가지고 반세기가 넘게 축적되어온 치료기술로 치료제를 직접 생산하여 임상에 투여하고 있습니다. 또한 중의병원은 양방과는 별도로 3,000여 질환을 독특한 중의학적 진단을 기초로 치료하고 있습니다. 한 가지 특이한 점은 중국인들은 양방의 진단 장비를 우리가 생각하듯 양방의 것으로 여기지 않는다는 것입니다. 양방의 진단 장비를 양방의 소유물로 생각하는 사람들에게 중국의사들을 말합니다. "그것은 과학의 부산물일 뿐, 비행기나 자동차를 누구나 타듯이 병을 고치는 의사라면 누구나 당연히 사용하는 도구입니다." 비록 양방의료 수준이 아직은 선진국이나 우리나라에 비해 미흡하지만, 오래 전부터 중국의학체계에서는 양·한방 복합치료가 학문으로 자리매김해 왔으며 중의사에게 양약 처방권도 주어지고 있습니다.

중국국가중약국관리국(이하 '중관국')은 중의과학원과 더불어 중국의 전통의학인 중의학을 현대화, 과학화하는 집산지입니다.

그런데 2008년 2월에 이 중관국의 장광량 선생으로부터 제가 오랫동안 연구해온 핵약을 《중국국가의료전서》에 등재하기로 결정했다는 통보가 왔습니다. 더욱이 저의 연구성과를 중국 말로 '걸출한 공헌'이라고 표현한 추대장이 함께 왔는데, 이 추대장에는 저를 《중국국가의료전서》의 편집위원으로 임명한다는 내용도 들어 있었습니다.

중관국의 담당자인 장광량 선생은 이후 여러 차례에 걸쳐 저의 임상사례와 연구논문에 대해 극찬을 아끼지 않았습니다. 외국인으로서는 처음으로 전서에 등재되는 것이며, 또한 연구성과를 고려해 특별히 칼라 한 면을 할애했다고 했습니다. 처음에 저는 그 이야기를 듣고 여러 스승님들도 있고 전문가도 많은데 외국인인 본인에게 너무 과분한 대우라며 몇 번이나 사양을 했습니다. 그런데 얼마가 지났을까. 담당자인 장광량 선생이 아닌 다른 사람에게서 전화가 왔습니다. 당시 전서의 출간은 우이 부총리를 필두로 야심차게 진행되고 있던 '중의약사업 발전 십일오사업'의 일환이었는데, 이 전서 출간의 총 책임자인 중관국의 우깡(吳剛) 부국장이 직접 전화를 걸어온 것이었습니다. 그는 저의 논문을 칼라면에 싣게 해달라고 부탁했습니다. 총 책임자인 부국장이 직접 전화를 할 정도로 본인의 연구 성과를 중시하고 있다는 생각에 저는 마침내 수락했습니다. 중국 국가의료전서는 2009년 5월에 출간되었고 자랑스럽게도 본인의 자세한 약력과 연구 성과, 그리고 핵약의학 암센터가 소개되었습니다.

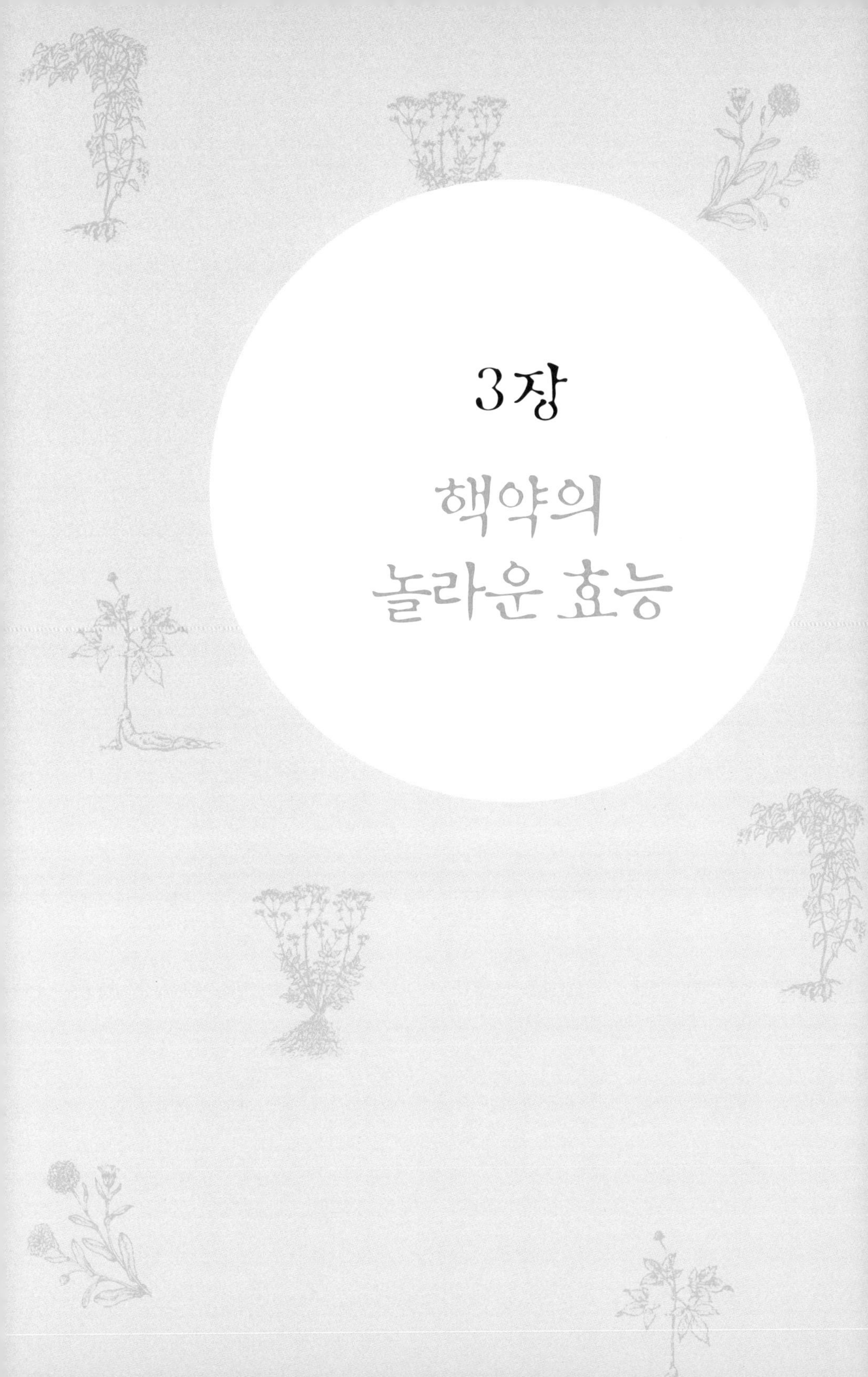

3장

핵약의
놀라운 효능

1
핵약은 어떻게
암을 물리치는가

몸 안에 생체를 교란하는 독소가 많이 쌓이면 피가 탁해집니다. 피가 탁해지면 마음에 영향을 주고 뇌신경에도 영향을 줍니다. 마음이 부정적으로 변하여 착하고 올바른 생각보다는 악하고 이상한 마음이 자꾸 떠오릅니다.

인간은 자연의 일부이며 자연과 인간은 하나입니다. 하늘과 땅과 사람은 같은 에너지의 뿌리를 가지고 있습니다. 지금과 같은 공해시대에 하늘은 오존층이 뚫리고 대기는 오염으로 가득하며 땅은 산성화되고 황폐해가며 지구의 허파와 같은 자연 숲은 줄어들고 있는데 그 하늘과 땅 사이에 사는 인간의 몸과 마음이 어떻게 변질되지 않을 수 있겠습니까? 전 세계적으로 기상이변이 나타나듯이 인간의 마음도 변질되어 가고 있습니다. 핵약에서 이야기하는 또 하나의 해독은 단순히 몸 안의 독성물질에 대한 해독뿐만 아니라 탁해진 피로 인해 변질되어 가는 마음의 독소도 해독하는 것을 뜻합니다.

암을 치료하는 의사는 암이 생긴 부위에 얽매이지 않아야 합니다. 암이 어느 부위에 생겼든 이미 그 암세포의 독소가 전신의 혈액을 장악하고 있거나 장악할 가능성이 높은 전신 혈액병이라는 사실을 인식해야 합니다. 악성종양이 간이나 폐에 생겼다는 것은 이미 전신혈액을 장악한 암이 체질적 또는 정신적 요소에 의해 약해진 부위에서 나타난 것에 불과합니다. 암은 피가 흐르는 곳이면 어디든지 전이가 가능합니다. 우리 몸에 피가 흐르지 않는 곳은 없으므로 수술이나 화학요법에 의해 암 발생 부위만 공격하는 치료법은 분명 한계가 있습니다. 암을 근본적으로 치료하기 위해서는 피를 맑게 하고 독소를 없애는 것이 무엇보다 중요합니다.

피를 맑게 하고 독을 다스린다, 해독과 청혈

핵약은 해독력이 매우 강합니다. 핵약은 간을 튼튼하게 하여 해독력을 높이기도 하고 세포와 조직에 쌓여있는 독소를 중화

하여 배출시킴으로써 해독작용을 하기도 합니다. 핵의학에서
는 암의 주요 발병원인을 각종 공해독소로 보기 때문에 암 치
료에 있어서 해독을 매우 중요하게 여깁니다. 수십 년에 걸쳐
서 몸속의 장기와 혈액과 세포에 쌓인 독소를 풀어내야만 암을
고칠 수 있으며, 재발도 막을 수 있습니다.

그럼 어떻게 해야 해독을 할 수 있을까요? 우선 간을 살려야
합니다. 간이 살아나면 피가 맑아지고 피가 맑아지면 면역기능
이 강해지고 면역기능이 강해지면 몸 안에 독소처리능력이 강
해집니다. 두 번째로는 몸 안에 있는 각종 중금속과 유전자 변
이물질 등을 중화시켜 몸 밖으로 배출해야 합니다.

핵의학에서 쓰는 암 치료제는 대부분 해독작용이 강한 약이
제 1선에 포함되어 있습니다. 핵약에 포함된 유기유황성분과
웅담, 사담 등에서 정제한 담즙성분, 법제한 전갈, 지네 등이
해독작용을 합니다.

유황오리의 해독 작용

유황성분은 체내에 들어가면 해독과 세포재생을 주로 합니다.
우리 몸은 세포재생과 해독을 위해 일정량의 유황성분을 필요
로 하는데, 이는 우리가 체내에서 생산하거나 합성할 수 있는
물질이 아니므로 외부에서 섭취해야 합니다. 유황성분을 섭취

하기 위해서는 채소류를 먹는 것이 좋습니다. 채소류는 비를 통해 유황성분을 흡수하여 유기유황의 형태로 유황을 함유하게 됩니다. 그런데 요즘은 채소를 비닐하우스에서 재배하는 경우가 많아 유기유황 함유량이 급격히 줄어들고 있으며, 인체에 유입되는 유기유황의 양도 절대 부족한 상태가 되었습니다.

유기유황이외에 해독작용이 강한 것 중에 집오리의 뇌수가 있습니다. 집오리의 뇌수는 강력한 해독작용을 합니다. 집오리는 독극물인 양잿물이나 광물성 유황을 먹고도 해독함으로써 죽지 않습니다. 하지만 외래산 오리의 해독력은 현저히 떨어집니다.

저는 20여 년 전에 유황을 먹인 집오리를 키우는 농장에 머물면서 오리를 키운 적이 있습니다. 그런데 1,000마리 정도 키우는데 일주일에 서너 마리 정도가 죽었습니다. 죽은 오리를 해부해보니 전부 간이 터져 있었습니다. 토종 집오리는 유황을 먹는다고 해서 간이 터져 죽지 않는데, 토종 오리 중에서 식용으로 개량하여 몸집을 크게 한 오리나 외래산 오리는 대부분 유황독을 이기지 못하고 간이 터져 죽는 경우가 많습니다.

최상의 면역력을 유지한다, 보원보기(補元補氣)

핵약이 암을 치료하는 데 있어 항암과 해독, 청혈이 오른팔이라면 흔히 면역력이라 불리는 원기는 왼팔이라고 할 수 있습니다. 암과 같은 중병을 치료하는 데 있어 원기의 존재 여부는 매우 중요합니다. 한마디로 원기가 있으면 살 수 있고, 원기가 없으면 회생하기 어렵습니다. 중의학에서는 암을 발병하는 요인 중에 가장 중요한 것으로 원기를 꼽습니다. 내허학설(원기가 충만하면 암이 생기지 않는다)이 가장 유력한 암의 내부 발병요인으로 인정되고 있습니다.

핵의학에서도 원기를 매우 중요하게 여깁니다. 그래서 각각의 암에 따라 원기를 충만하게 하여 면역력을 상승시키면서도 항암작용이 있는 약물을 사용합니다. 대표적인 약으로는 동충하초가 있습니다. 동충하초는 주로 폐암치료에 사용합니다. 중국 암 병원에서는 폐암수술 후에 전이를 방지하고 체력을 회복하기 위한 용도로 자주 쓰입니다. 흔히들 신토불이라고 해서 모든 약이 한국산이 좋다고 하는데 여기에 해당되지 않는 약들도 많습니다. 그 대표적인 것이 바로 이 동충하초입니다. 중국산 동충하초는 의약품으로 분류되는 데 반해 한국산 동충하초는 식품입니다. 진품 동충하초는 중국의 신장지역과 사천성에서 생산됩니다. 이 중에서도 신장지역의 동충하초가 상품입니다.

동충하초의 면역 작용

동충하초는 겨울에는 곤충이었다가 여름이 되면 식물이 된다고 해서 붙여진 이름인데, 그 이름이나 자라나는 방식자체도 무척 신비롭습니다. 그래서인지 동충하초는 옛부터 기사회생의 명약이라 일컬어져 왔습니다. 제가 91년도에 중국에 유학왔을 때 동충하초의 1g당 가격이 당시 중국돈으로 6원(한국돈 480원)이었는데 지금은 1g당 가격이 상품의 경우 중국돈으로 450원(한국돈 81,000원) 정도합니다. 중국에서는 75배가 올랐고 한국은 환율의 변동으로 168배가 되었습니다. 이렇게 동충하초 1g당 가격이 금 가격을 넘어선 지는 이미 오래됐습니다. 그만큼 자연산 동충하초는 희귀하고 약효가 뛰어납니다. 핵약의 폐암치료제 중에 하나인 보폐항암고에 중국 신장지역의 자연산 동충하초가 들어갑니다. 보폐항암고는 폐암을 치료하는 다른 두세 가지 약과 함께 투여하며 주로 신장과 폐의 원기를 회복시켜 면역력을 높이고 폐암과 위암을 직접적으로 억제합니다. 이것이 바로 "원기가 충만하면 몸속의 암종이 저절로 없어진다는 양정즉적자제(養精卽積自除)"의 임상이론입니다.

간을 살려 사람을 살린다, 종간론치(從肝論治)

한국의 40대 남자는 유난히 사망률이 높습니다. 그 중에서도 가장 큰 부분을 차지하는 것이 바로 간질환입니다. 간장은 인체의 호르몬과 혈액을 생성하고 해독과 청혈 작용을 하며 면역력을 유지하는 등 각종 대사를 주관 합니다. 한자로 고기 육(月 : 肉)변에 방패 간(干)을 쓰는 것만 봐도 간이 인체의 방패에 해당한다는 것을 알 수 있습니다.

그렇다면 왜 한국인은 간질환에 잘 걸리는 것일까요? 왜 그렇게 지방간이나 간염 환자들이 많은 걸까요? 또 왜 항상 피곤할까요? 현대인의 간은 지쳐있습니다. 면역체계를 약화시키는 항생제와 유해 호르몬이 체내에 축적되고 공해와 스트레스, 지나친 음주 등 수많은 유해요인에 간은 위협 당하고 있습니다. 이러한 유해요소에서 벗어나지 않는다면 그렇지 않아도 술 좋아하고 성질 급하고 업무량 많은 한국 남성들의 간은 어느 순간에 통증 하나 없이 악성종양으로 바뀔지 모릅니다.

핵의학에서는 '간이 살아야 사람이 산다'는 이론을 고안해냈습니다. 체내 면역체계와 죽은피를 되살리기 위해서 가장 시급하고 핵심적인 것이 간을 살리는 것이기 때문입니다. 이것은 실제 임상에서도 자주 증명됩니다. 암 환자의 원기가 떨어지더라도 간이 튼튼하면 살 수 있고 치료할 시간을 벌 수 있습니다. 마치 뇌가 멈추더라도 심장이 뛰는 것과 같은 이치입니다.

간암에 주로 쓰는 핵약으로는 항암익간고와 웅심환 등이 있습니다. 항암익간고는 면역항암제이고 웅심환은 핵약항암제입니다.

저는 익간고를 만성B형 간염환자에게 투약하여 놀라운 효과를 확인한 적이 있습니다. 외환위기로 많은 회사가 고전을 하던 1999년, 중견그룹인 S그룹의 부회장님과 친동생인 서모 부장이 제가 만든 익간고를 두 달 동안 복용한 일이 있습니다. 당시 S그룹은 법정관리에 들어간 상태였고 두 분은 모두 B형간염 환자였습니다. 특히나 두 분의 가계에는 간병 내력이 있어, 아버님과 삼형제 중 두 분이 간암으로 이미 사망한 상태였습니다. 그런데 두 분은 익간고를 복용한 지 두 달 만에 혈액검사 결과지를 갖고 찾아왔습니다. 두 분 모두 B형 간염이 양성에서 음성으로 바뀌어 있었습니다. 서부장님은 사우디아라비아에서 10년째 왕실 주치의로 활동하고 있는 김박사라는 친구분에게 이 사실을 알렸고, 김박사님은 제가 만든 간치료제와 당뇨치료제로 사우디 왕실과 정부관료들의 숙환을 완치하였습니다. 이후 김박사님은 2007년까지 20년 동안 사우디 왕실주치의로 근무하셨고, 저는 지금까지 김박사님과 좋은 인연을 이어가고 있습니다.

간질환을 치유하는 핵약 성분

1997년, 저는 한국인의 간 질환을 치료하기 위해 여러 스승님의 가르침과 임상을 토대로 익간고(益肝膏)를 만들었습니다. 익간고에는 맑은 하천에서 사는 민물고둥(다슬기)과 순도가 높은 웅담이 함유됩니다. 웅담의 순도는 우루사데소시클린산이라 불리는 UCCA로 판별하는데, 중국에서는 웅담 채취시에 UCCA의 함량이 22~23퍼센트가 넘으면 합격시키지만 실제로는 35퍼센트가 넘어야 효능이 나기 시작합니다.

암의 뿌리까지 없앤다, 항염증치료

앞에서도 이야기했듯이 대부분의 병은 염증을 통해서 일어납니다. 한자는 글자의 형태에 뜻이 담겨 있는 경우가 많은데, 예를 들어 '병(病)'이라는 글자에서 병은 화(火)를 뜻하고, 염증의 염(炎)은 화(火)가 두 개 겹친 상태를 나타냅니다. 흔히들 이야기하는 세균은 한방에서는 풍(風)이라고 해석할 수 있습니다. 이 풍(風)은 범(凡)과 충(蟲)으로 세균을 표현합니다.

암환자가 아니라면 상관없겠지만 암을 앓고 있는 사람에게 염증치료는 매우 중요합니다. 암환자에게 있어 염증은 기생충으로 치면 알집 즉, 뿌리와 같습니다. 염증은 모든 병의 기초가 되며, 암의 증식과도 밀접한 관계를 갖기 때문입니다. 만성 염증은 우리 몸에서 취약한 부분에 잘 생기므로 활성산소를 만들어내고 세포의 DNA에 변형을 가져오게 됩니다. 또한 염증부위의 세포가 사멸과 증식을 반복하면서 암의 혈관신생을 돕게 됩니다.

그러므로 핵약으로 암을 치료하는 경우, 염증을 없애고 예방하는 약물을 함께 투여해야 합니다. 암과 염증의 상호관계를 차단함과 동시에 염증의 발생을 줄임으로써 암을 치료하는 데 도움을 주게 됩니다.

현대의학은 염증치료에 강점을 갖고 있습니다. "양방은 치료를 한다" 혹은 "양방이 치료속도가 빠르다"라고 하는 것은 대부분 이 염증치료를 기반으로 하기 때문입니다. 즉, 양방은 여러 가지 종류의 항생제를 보유하고 있어, 국부적인 소염작용의 측면만 보면 양방의 항생제를 능가할 것이 없어 보입니다. 하지만 암 치료에서 염증치료는 개념이 조금 다릅니다. 암과 관련된 염증은 대부분 만성적인 염증입니다. 만성염증은 세 가지 정도로 나눠 볼 수 있습니다. 첫째는 비염이나 인후염 등 일반적 만성염증이고, 둘째는 신경성 위염이나 과민성 대장염 등 병명에 신경성이나 과민성이 붙는 염증입니다. 셋째로는 천식, 비염, 루프스 등 알레르기성 염증 혹은 자가면역성 염증이 있습니다. 이러한 염증들은 일반적인 염증치료로는 치료가 어려운 편입니다. 이 중에 하나만 잘 고쳐도 노벨상 감이라고 할 수 있습니다.

백화사설초의 만성염증 치료작용

핵약에서는 만성염증을 치료할 목적으로 백화사설초(白花蛇舌草)라는 치료제를 사용합니다. 이름 그대로 흰 뱀의 혀처럼 생긴 백화사설초는 항암작용이 있다고 언론에 자주 소개되었습니다. 주로 식도암, 위암, 직장암 등에 작용을 하지만 백화사설초 자체를 암의 주된 치료제로 사용하지는 않습니다. 그러나 암환자의 만성염증을 치료하는 데에는 뛰어난 효과를 갖습니다. 저희 병원에서는 백화사설초를 처방할 때 고농축 증류추출로 만든 백화사설초 주사액을 식염수와 함께 정맥주사를 합니다. 부득이한 사정으로 정맥주사를 맞기 힘든 경우에는 내복을 시키기도 합니다. 저는 암이 아니더라도 일반 질환의 한약 탕제 처방시 백화사설초를 꼭 넣어서 처방합니다. 이는 공해와 발암물질에 노출되어 있는 현대인의 염증유발요인을 미리 차단하고 미세암 등의 발현을 막기 위한 것입니다.

2

동서양의 지혜를 모은
실용적인 핵의학

병의 결과만 보는 양방 VS 과정에 주목하는 한방

"병리에 맞으면 의학이지 동서(東西)를 왜 구분하나?" 스승님이 생전에 자주 하시던 말씀입니다. 그런데 양방과 한방은 병을 보는 시각에 근본적으로 차이가 있습니다. 양방은 병을 진단함에 있어 수치로 나타난 증세에 기준을 둡니다. 따라서 환자가 아무리 고통을 호소해도 검사에서 문제가 없으면 병이 아니라고 합니다.

반면 한방에서는 병의 진행과정에 주목합니다. 한방에서는 건강한 사람이 갑자기 양방에서 말하는 병의 단계로 간다고 보지 않습니다. 반드시 증상이라는 단계를 거쳐서 가게 되어있다고 봅니다. 건강 > 증상 > 병, 이것이 병에 걸리는 순서인 것입니다. 한방에서는 이것을 어느 단계에서 진단하느냐에 따라 병이냐 아니냐를 구분합니다. 물이 끓는 것을 예로 들어보겠습니다. 과학이나 현대의학은 물의 끓는점인 100도가 되어야 병이라고 정의하고 진단합니다. 물이 끓기 전의 상태는 병이 아니라고 합니다. 반면, 한방에서는 60도, 70도가 되어 뜨겁기 시작하는 단계, 80도~90도가 되어 무척 뜨거운 과정에 주목합니다. 물이 끓지 않더라도 뜨겁기 시작하거나 뜨거운 상태를 증상이라고 보고, 이런 증상의 상태를 주로 치료합니다. 그러다 보니 과학적 기준에 대한 객관성이 부족해 보이는 것도 사실입니다. 저와 친한 양방의사는 이렇게 묻습니다. 한방이 진짜 병을 치료할 수 있냐고, 혹은 한방이 어떤 병을 치료하느냐고. 이것은 기준에 대한 이해부족입니다.

유능한 의사는 병이 오기 전에 병을 고친다

현재의 과학이나 양방에는 미세한 증상을 체크해내는 객관적인 진단방식이 존재하지 않습니다. 그래서 환자가 증상으로는 고통을 호소하지만 검사에서 아무런 문제가 없을 경우 보통 자각증상이나 신경성이란 표현을 쓰게 됩니다. 병으로 검사되지 않으므로 치료할 약이 없는 것입니다.

한방의학의 이론서인 황제내경에는 상의치미병(上醫治未病)이라는 말이 있습니다. "유능한 의사는 병이 오기 전에 병을 고친다"는 뜻입니다. 즉, 증상의 단계에서 병을 고치는 것입니다. 한방의료는 증상의 단계에서 병의 단계까지의 질환을 치료하는 영역이고, 이 중에 증상의 단계가 50퍼센트 이상을 차지합니다. 반면, 일단 병의 단계로 들어가면 양방이 효과적입니다. 치료 속도가 빠르기 때문입니다. 그러나 만성질환으로 들어가면 또 얘기가 달라집니다. 만성질환이나 만성염증에 대해서는 양 · 한방을 동시에 사용하면 효과가 좋고 환자에게 큰 도움이 됩니다.

:: 중국와 프랑스의 양 · 한방 협력

프랑스는 중국 북경 근교의 랑팡시에 2012년 개원을 목표로 5,000병상짜리 양 · 한방복합병원을 건립하고 있습니다. 양방에는 프랑스의 첨단의료기술과 장비, 최고의 의료진이 들어오고 한방에는 중국의 중의사들이 협진을 하게 됩니다. 난치병 전문을 모토로 하는 이 병원은 중국과 전 세계의 환자를 양 · 한방복합시스템으로 치료하겠다는 야심찬 계획을 갖고 있습니다.

의학은 환자를 위한 의학이어야 하지 의학을 위한 의학이 되어서는 안 됩니다. 환자에게는 한방치료와 양방치료, 양·한방 복합치료, 세 가지가 모두 필요합니다.

암치료에 양·한방 구분 없다

등소평은 흑묘백묘론(黑猫白猫論, 검은고양이건 흰고양이건 쥐만 잡으면 된다)을 통해 중국을 개혁개방하여 발전시켰습니다. 바로 실사구시지요.

핵의학 역시 실사구시의 의학입니다. 한방만을 고집하지도 않고 양방만을 고집하지도 않습니다. 어느 고양이든 쥐를 잡는 것이 중요하듯 핵의학은 환자의 병을 치료하기 위해 양·한방을 가리지 않습니다.

특히나 암과 같은 난치병 치료에 있어 핵의학은 환자의 입장을 우선으로 치료 방식을 선택합니다. 면역력이 약한 환자에게는 수술이나 항암제 없이 핵약으로 암세포를 축소시키며, 비교적 면역력을 갖춘 환자에게는 항암치료와 방사선 치료 등을 병행하여 치료 효과를 두 배 가까이 끌어올립니다. 수술이나 항암치료중 면역력이 약해지면 핵약을 투여함으로써 체력보완과 항암치료라는 두 마리 토끼를 다 잡을 수 있습니다.

핵의학의 양·한방복합치료법

수술이 가능한 1기~2기의 암환자, 수술 후 복합치료

수술 후 국소적인 방사선치료와 함께 핵약을 복합 투여합니다.
이를 통해 수술 후의 후유증을 없애고 잔여 암을 무리 없이 제
거, 재발과 전이를 대부분 예방할 수 있습니다. 이런 치료방식
은 수술부위에 방사선과 화학항암제를 투여함으로써 장기간에
걸쳐 인체에 극심한 피해를 주는 치료방식을 대체할 수 있습니
다. 또한 수술과 방사선에서 오는 후유증과 부작용을 완전히
예방하거나 대부분 경감시킬 수 있으며 빠른 시일 내에 환자를
치료하여 정상으로 회복시킬 수 있습니다.

수술을 할 수 없는 2기말~4기초의 중기암과 말기암 환자, 방사선치료와 복합치료

방사선치료시 상응하는 핵약을 복합치료하면 단독으로 치료할
때보다 2배에서 5배까지 빠른 속도로 종양을 축소시킬 수 있습
니다. 또한 방사선치료와 화학항암제 치료를 병행할 때 발생하
는 부작용, 즉 혈액 및 면역지표가 떨어지고 체력이 손상되는
현상을 없앨 수 있습니다. 이때 방사선치료는 6주를 초과하지
않도록 하며, 핵약은 방사선치료 7일 전이나 10일전부터 미리

복용합니다. 방사선치료를 마친 후에는 핵약만 단독으로 투여
합니다.

상대적으로 암이 큰 2기말~3기초의 암환자나 일부 임파절까지
전이된 3기초 암환자들의 경우는 수술에 앞서 핵약을 다경로,
집중투약합니다. 이를 통해 2~3개월 안에 암세포를 빨리 축소
시키고 임파 전이를 없앰으로써 2기초 상태로 되돌린 다음 수
술 가능성을 타진합니다. 이 때 수술을 하면 훨씬 작아진 부위
를 수술하게 되므로 후유증을 최소화할 수 있습니다. 2~3개월
안에 수술이 가능한 단계로 접어들면 수술을 하고 나서 핵약을
투여하며 복합치료를 할 수도 있고, 핵약만을 집중적으로 투여
하여 암세포를 없애고 암을 치료할 수도 있습니다.

이런 경우, 2개월 정도 핵약항암 치료와 핵약면역 치료를 병행
하면 대부분 백혈구 수치가 증가하고 혈액과 면역지표가 호전
됩니다. 부작용 없이 양방치료를 대신하여 종양을 축소하게 됩

니다. 백혈구, 혈액, 면역수치가 정상화되면 환자는 자신의 상황에 맞게 선택적 치료를 할 수 있습니다.

말기암의 경우는 식사가 2분의 1 정도는 가능한 환자에게 핵약 면역 치료를 하게 됩니다. 핵약면역 치료제를 복용한 환자는 대부분 첫째 달에는 암이 10퍼센트 정도 커지거나 작아지게 됩니다. 둘째 달부터는 환자에 따라 종양이 최대 20~40퍼센트 정도 축소되거나 혹은 더 이상 전이를 하지 않고 현상태를 유지하게 됩니다. 핵약 면역치료제를 복용한 대부분의 암환자는 식욕증진, 체중증가, 근력강화, 피로감 해소, 통증 경감 등의 뚜렷한 증상개선 효과가 나타나며, 암세포가 꾸준히 줄어들어 전이를 방지하게 됩니다. 이러한 치료를 통해 말기암 환자의 수명을 1년 이상 혹은 장기간 연장시킬 수 있으며 환자의 개인차에 따라 암이 치료되거나 암을 치료할 수 있는 상태로 개선되기도 합니다.

3
암을 물리치는 핵약 4가지

이독공독(以毒攻毒), 독으로 암독을 잡는다

앞에서도 말했듯이 암은 매우 강한 독성을 갖고 있습니다. 암이 뿜어내는 독성을 악액질이라고도 합니다. 악액질의 독성을 물리치는 데에는 독이 필요합니다. 독으로써 독을 물리치는 이독공독이지요. 양방에서 쓰는 화학항암제 역시 독에 포함되는데, 이런 이독공독식 치료는 양방에만 있는 것이 아닙니다. 암을 치료하는 중국의 비방에서도 역시 약재의 독성을 이용합니다. 다만 독성이 있는 생약을 인체에 해롭지 않게 잘 법제한 후에 사용하는 것입니다. 또한 독성이 있는 약재는 단독으로 쓰지 않고, 주로 다른 약재와 배합하여 복합처방합니다.

사실 여러 독 중에서 가장 독한 것은 바로 사람의 침입니다. 사람의 침을 큰 지렁이에게 뱉으면 지렁이의 허리가 끊어집니다. 독사도 마찬가지로 아무리 독한 독을 지닌 독사라도 사람의 침을 입안으로 넣으면 얼마 지나지 않아 죽습니다. 특히 암환자의 침에 들어 있는 독은 건강한 사람의 서너 배가 넘습니다. 암독이 혈관과 침에 흐르기 때문입니다.

암을 치료하기 위해 쓰는 이독공독의 약재에는 천웅, 건칠피, 금단, 오공, 전충, 섬여, 섬서, 오초사, 마전자, 벽호, 아담자 등이 있습니다. 이러한 이독공독의 약재들은 초창기 핵약을 연구할 때 많은 도움이 되었는데, 이들 약재 중 일부는 핵약의 기초적인 원료로도 사용되고 있습니다.

제가 이 이독공독의 암치료를 이야기하는 데에는 많은 망설임이 있었습니다. 독성이 강한 약재를 암 치료에 도움이 된다고 소개했다가 행여 약에 대한 지식이 없는 분들이 자세한 법제방법이나 배합비법을 모른 채 무조건 따라 했다가 큰 낭패를 볼 수 있기 때문입니다. 이 책을 읽는 분들은 이러한 우를 범하지 않으시기를 간곡히 당부합니다. 양방 항암제의 약명을 안다고 일반인이 양방 항암제를 쓸 수 없듯 이독공독의 약재 역시 함부로 쓰면 안 된다는 것을 유념해 주시기를 바랍니다.

오공은 발이 많고 독이 있는 동물인데, 이 강한 독성이 사람의 염증과 암을 치료할 때 귀하게 쓰입니다. 오공의 발은 무려 15쌍에서 20쌍이나 되는데, 이 많은 발에 암 덩어리를 녹여버리는 강력한 독성을 품고 있습니다. 어떤 책을 보면 오공의 발과 머리를 떼고 쓰라고 나와 있는데, 이는 약성의 이치를 잘 모르고 하는 말입니다. 또한 지네를 약으로 사용할 때에는 발이 은색인 것을 써야 약효가 제대로 납니다. 발이 노란색인 지네는 약효가 많이 떨어집니다.

현대 약리학의 면에서 볼 때 오공은 두 가지의 독성을 가지고 있습니다. 벌의 독과 유사한 성분인 히스타민성 물질과 용혈 단백질이 그것입니다. 오공은 주로 위암, 폐암, 자궁암, 유방암 등에 좋은데, 독이 강하므로 반드시 법제를 해서 사용해야 합니다. 오공을 가장 완벽하게 법제하는 방법은 생강과 토종닭을 쓰는 것입니다. 특히 닭은 지네와 상극이므로 서로의 독을 해독하는 구실을 합니다. 지네를 잡을 때에도 닭의 뼈를 지네가 살 만한 곳에 두면 지네들이 닭뼈 주위로 몰려듭니다.

이와 관련된 옛날 이야기도 있습니다. 옛날, 충청도 깊은 산속에 엄청나게 큰 지네가 살고 있었는데, 산길을 가는 사람들과 승려를 잡아먹었습니다. 그런데 이 지네가 어찌나 크고 신출귀몰한지 관아에서도 잡을 엄두조차 못 내고 있었습니다. 그러던 어느 날 지나가던 한 도인이 지네를 잡을 묘책을 냈는데, 그것은 바로 장닭 천 마리를 산에다 풀어놓으라는 것이었습니다. 마을 사람들이 도인의 말대로 장닭 천 마리를 구해서 풀었더니 지네의 등을 쪼아서 죽였습니다. 전해 내려오는 옛날 이야기이지만 닭과 지네와의 상극관계를 짐작해 볼 수 있습니다.

∷ 지네의 임상사례

- 용법 : 법제한 오공과 전충, 인공사향, 우황 등의 약재를 정제, 분말하여 만든 오공교낭을 하루에 3~4회에 나누어서 복용시켰다.
- 효능 : 위암 7명, 식도암 11명, 폐암 3명, 유선암 3명, 자궁경부암 5명을 치료한 결과, 25~30일 후부터 암 조직이 괴사하여 암 세포가 축소되는 증상이 나타났고, 전체 유효율(호전)은 65.1퍼센트에 달했다.

섬여(두꺼비)

중국에서 섬서, 섬여, 벽호 등은 이미 임상에서 천연 항암제로 널리 쓰이고 있습니다. 두꺼비는 움직임이 느리며 경거망동하지 않는 동물입니다. 일반적으로 경망스럽지 않고 가볍지 않다는 것은 강심장이라는 것을 뜻합니다. 가축을 기르는 축사와 꿀벌을 치는 양봉원 근처에 가면 두꺼비를 쉽게 발견할 수 있는데, 두꺼비가 그곳에 많은 이유는 파리나 벌들을 잡아먹기 위해서입니다. 사람이 잡으려 해도 잘 잡히지 않는 파리와 벌들을 이 느린 두꺼비는 잘 잡아먹습니다. 두꺼비는 자신의 혓바닥을 사용해서 파리와 벌을 낚아채는데 감탄스러울 정도로 혓바닥이 빠르게 움직입니다. 이렇게 두꺼비처럼 혀를 잘 놀리는 동물들은 대체로 심장에 열이 많습니다. 두꺼비는 심장에 열이 많으면서도 손발은 잘 움직이지 못하는데, 그런 까닭에 심장열이 피부에 맺혀서 피부가 거칠고 울퉁불퉁합니다. 또 두꺼비의 피부에는 독이 있는데, 이 독을 법제하면 훌륭한 약으로 변화하게 됩니다. 두꺼비의 독은 일반적으론 민물고둥이나 지렁이 등으로 법제하거나 기름을 뺀 후에 생강으로 법제합니다. 두꺼비는 백혈병 치료에 효과가 좋고, 특히 궤양성 위암에 효과가 가장 큰 편입니다. 또 대장암, 직장암 수술 후에 사용하면 완치에 상당한 도움이 됩니다.

::: **두꺼비의 임상사례**

(1) 백혈병 치료

• 용법 : 125g 정도의 두꺼비 15마리를 잘 법제한 후에 내장을 제거하고 잘 씻은 다음 물에 황주 1500ml를 붓고 2시간 정도 끓여서 섬여엑기스

를 추출하였다. 이 섬여엑기스에 인공사향, 우황 등을 배합하여 한 번에 15-30ml씩 하루 3번 복용하였다.

- 효능 : 백혈병 환자 32명을 치료하여 완치율이 25%, 전체 유효율(호전율 포함)은 75퍼센트에 다다랐다.

(2) 대장암, 직장암

- 용법 : 두꺼비 1마리의 껍질을 잘 법제한 후 물에 끓여서 100ml가 되게 한다. 여기에 인공사향, 우황 등을 배합하여 하루 3번으로 나누어서 복용하거나, 법제한 섬여를 건조, 분말하여 한번에 0.5-0.75g씩 하루에 3~4회 복용시켰다.
- 효능 : 대장암과 직장암 환자 17명을 수술요법과 함께 섬여엑기스나 섬여분말을 복용시켰다. 이중 말기 대장암, 직장암 환자 14명이 완치되었고 완치된 14명은 2년 동안 관찰한 결과 재발하지 않았다.

(3) 간암의 치료

- 용법 : 법제한 섬여와 수궁(守宮)등을 건조, 분말하고 인공사향과 우황 등을 배합하여 알약으로 만들어서 하루에 3~4회, 1번에 15~30알씩 복용시켰다.
- 효능 : 120명의 말기 간암환자에게 투여한 결과, 전체 치료율이 50퍼센트가 넘었으며 이 중에 2년 이상 생존자가 3명, 1년 이상 생존자가 12명, 반년 이상 생존자가 30명에 이르렀다.(참고로 본인의 임상결과 한국의 암환자는 폐암의 사망률이 높고 간암의 생존기간이 긴 반면 중국의 경우

는 그 반대로, 간암의 사망률이 높고 폐암의 생존기간이 길었다.)

(4) 식도암 치료

- 용법 : 두꺼비 50마리를 이틀을 굶긴 후에 물에 잘 씻은 후 법제한다. 법제한 두꺼비를 물 500ml 정도에서 3~4시간 끓여서 엑기스를 추출한다. 추출한 엑기스를 농축한 후에 부형제를 넣고 말려서 분말로 만든다. 이 분말가루에 인공사향, 우황 등을 넣고 환으로 만들어서 하루에 2번, 한번에 10g씩 복용하되 3일을 복용하고 하루를 쉰다.
- 효능 : 식도암 환자 1명에게 2년 동안 총 300마리 정도 분량의 섬여환을 복용시킨 결과 완치되었고 현재까지 6년 동안 관찰한 결과 재발하지 않았다.

(5) 위암 치료

- 용법 : 두꺼비 한 마리의 껍질을 잘 법제한 후에 건조, 분말하여 인공사향, 우황 등과 배합하여 환으로 만들거나 혹은 적당량의 물과 황주를 섞어 엑기스를 뽑아서 사용하였다.
- 효능 : 위암 환자 100명에게 섬여환이나 섬여엑기스를 투여한 결과, 완치 7명, 호전 47명으로 총 유효율은 69퍼센트에 이르렀다. 이 중 궤양성 위암에 대한 효과가 가장 높았고 위암으로 분문이 차단된 경우가 효과가 가장 낮았다.

섬서

섬서는 두꺼비의 귀 뒤에 있는 샘이나 피부 샘에서 분비되는 하얀색의 점액질입니다. 이 섬서는 강한 진통작용과 국부마취 작용을 합니다. 그래서 피부암, 임파선암, 안면피육암 등으로 인해 통증이 심할 때 연고로 만들어서 바르면 통증이 빨리 가라앉습니다. 내복할 경우에는 복용량에 철저히 주의해야 하는데 하루에 0.03g을 초과하면 안 됩니다. 섬서를 이용하여 만든 중국의 육신환(六神丸)은 인후염에 너무나 잘 알려진 명약입니다. 이외에도 우황, 사향 등과 배합하여 쓰는 섬서환 등이 있습니다. 이렇게 섬서는 단독으로 사용하기보다는 다른 약재와 배합하여 사용하며 주로 갑상선암, 유선암, 임파선암, 피부암 등에 효과가 있습니다.

섬서를 응용해서 암의 통증을 없애려면 섬서에 마전자, 생천오, 생남성, 생백지, 강황, 빙편 등을 적절히 배합하여 진통연고를 만들어서 사용합니다. 섬서진통연고는 암통증 환자 10명 중에 7~8명이 즉효를 보며 평균 진통시간은 3~6시간 정도입니다.

아담자

아담자는 소태나무과에 속하는 고삼자 나무의 종자입니다. 예
전에 주로 정신병이나 학질 등의 발작을 막는 데 쓰인 약입니
다. 발작시 아담자 열 알을 캡슐에 넣어 하루 3~4회씩 4~5일
동안 복용한 다음, 양을 반으로 줄여 1~2일 더 복용하면 발작
을 멈추게 할 수 있습니다.

중국에서는 아담자를 악성종양인 암의 치료에 사용하고 있으

며 주로 위암, 직장암, 식도분문암, 유선암, 피부암 등의 치료
에 사용합니다.

마전자

마전자나무 열매의 씨앗인 마전자는 독성이 강한 약재입니다.
마전자는 중추 신경을 자극하여 여러 기관의 기능을 개선하는
작용을 합니다. 이 때문에 중국의 대부분 제약회사에서 신경
통, 관절염, 타박상의 내복약 및 외용 스프레이 혹은 파스 등을
만드는 데 쓰이고 있으며, 중풍으로 인한 반신불수, 마비증상
이나 소아마비 등의 치료제로도 응용되고 있습니다. 하지만 법
제를 제대로 하지 못하거나 용량이 많으면 척수의 반사흥분성
을 항진시키고 지각신경을 말단으로부터 자극시켜 전신 근육

의 강직성 경련을 일으킬 수도 있습니다. 이는 마전자 안에 함유된 스트리크닌, 브루민 등의 작용으로, 양방에서는 이미 16세기에 유럽에서 중추신경 흥분을 통해 근무력증을 치료하는 데 사용된 바 있었습니다. 현대에 와서는 골수암 치료 등에 쓰이고 있습니다.

양방에서 사용되는 많은 약의 기초는 생약이나 생약 성분에서 유래하는데, 생약의 독성이 강할수록 약효도 강하므로 양방

(1) 자궁경부암 치료

• 용법 : 법제한 마전자에 천화분, 중루, 감초, 인공사향, 우황 등을 배합한 후에 분말하여 환으로 만들었다.

• 효능 : 마전자환을 자궁경부암 환자 37명에게 복용시킨 결과, 6개월 이내에 조기 치료된 사람이 21명이었고 총 유효율은 78.3퍼센트에 이르렀다.

(2) 골수암 치료

• 용법 : 법제한 마전자에 백반, 울금, 화초, 인공사향, 우황 등을 배합한 후에 분말하여 환으로 만들었다.

• 효능 : 마전자환을 골수암 거대세포 전이환자 1명에게 복용시킨 결과 완치되었다.

제제로 사용한 것입니다. 이 또한 독으로써 병을 다스리는 이독공독의 원리입니다. 역사 이래 한방은 독성이 있는 약재를 사용할 때 법제하거나 다른 약재를 첨가하는 방식으로 독성을 중화하여 사용하였습니다. 반면 양방은 약재의 성분 중에 필요한 유효 약성만을 추출하여 사용하므로 약성이 강해져서 부작용이 불가피했고, 사용량을 철저하게 제한해야 했습니다.

벽호(壁虎)

"사람들이 사는 집의 벽에 붙어 사는 벽호는 뱀처럼 생겼는데 거무스름한 회색이며 머리는 각이 있고 목은 길며 비닐은 가늘고 다리가 네 개다."

이는 이시진 선생이 쓴 《본초강목》에서 벽호를 설명한 내용입니다. 벽호는 천용, 수궁 등으로 불리는데, 생김새는 흡사 도마뱀과 비슷합니다. 중국의 광동 지방에서는 벽호를 염사라고도 하는데 이는 벽호의 맛이 짜기 때문입니다. 대개 도마뱀류가 그렇듯 벽호 역시 척추가 유연하고 벽에 잘 달라붙는 특성이 있어 척추 뼈와 손발의 기능이 발달했습니다. 꼬리를 잘라도 다시 생길 정도로 척추뼈의 재생능력이 뛰어나 각종 척추 질환에 효과가 있습니다.

벽호는 독을 해독하고 종양을 없애며 기혈이 뭉친 것을 풀어냅니다. 중국의 명의 주량춘(朱良春) 선생은 벽호에 전갈, 봉방, 백강잠 등을 합방하여 이격산(利膈散)이라는 약을 개발, 임파선암과 식도암을 치료하였습니다. 또한 벽호에 삼칠 등을 배합하여 만든 복방호칠산(複方虎七散)은 강한 항암작용으로 인해 중국에서 항암제 대용으로 자주 처방되기도 합니다. 실제 임상에서 벽호는 식도암에 가장 높은 효과를 나타냅니다.

:: **벽호의 임상사례**

(1) 식도암 치료

- 용법 : 법제한 벽호 1~2마리를 분말한 후에 택슬, 섬서, 석결명, 인공사향, 우황 등을 배합하여 만든 복방벽호산을 하루에 2~3회에 나누어 복용시켰다.

- 효능 : 식도암 환자 42명에게 투여한 결과, 완치 13명(30.95%), 완전호전 19명(45.24%), 호전 7명(16.67%), 무반응 3명(7.14%)으로 총 유효율이 92.86퍼센트에 이르렀다.

(2) 간암 치료

- 용법 : 법제한 벽호 4마리를 분말한 후에 인공사향, 우황, 웅담 등을 배합하여 만든 복방벽호산을 한 번에 2g씩 하루에 2번 복용시켰다.

- 효능 : 간암 환자 2명에게 복용시켰는데, 이 중 1명은 직장암 수술 후에 간으로 전이된 상태인데 40개월째 생존해 있으며, 다른 1명은 원발성 간

암인데 복방벽호산을 4개월 복용한 후 CT촬영을 하였다. 검사 결과 간 장의 형태나 크기가 정상이었고 암이 축소되고 있었으며 6개월 복용 후에 완치되었다.

(3) 백혈병 치료

- 용법 : 살아있는 벽호 1마리를 날계란 안에 넣고 찐 다음 계란과 벽호를 건조, 분말한다. 이 분말가루에 인공사향, 우황 등을 적당량 배합하여 3일에 1번씩 복용시켰다.
- 효능 : 백혈병 환자 1명에게 위의 약을 6개월간 복용시킨 결과, 골수와 혈액검사를 통해 완치로 판명을 받았다. 처음 3개월간 3일에 1번씩 이 약을 복용시키자 증상이 뚜렷이 호전되었고 이후 3개월간 다시 이 약을 5일에 1번씩 복용한 후에 완치되었다.

금단(金丹)

금단은 오래 전부터 한방에서 약재로 응용되어 온 것으로, 유황을 법제한 것을 말합니다. 금단은 전설적인 명의인 편작이 쓴 《편작심서》에서 신방 편의 맨 앞에 소개되었으며, 금액단이라고 칭했습니다. 《편작심서》의 많은 처방에 이 금액단이 들어가는데 보명연수단, 삼황단, 자금단, 전진단 등이 그것입니다. 주로 양기를 보하고 무명괴질을 없애는 묘약으로, 함께 배합하여 쓰는 약물에 따라 위암, 간암, 신장암 등에 두루 응용이 가능합니다. 유황을 법제할 때는 황토, 생강, 소금 등을 이용하여 장시간에 걸쳐 반복하는데, 그 방법이 까다로워 완벽하게 법제하는 것이 거의 불가능하다고 합니다.

이 금단에 얽힌 일화가 있습니다. 지금으로부터 5년 전쯤 한 친구에게 오랜만에 연락이 왔습니다. 친구는 꼭 치료해주어야 할 중요한 분이 있다며 창문이 검게 썬팅된 차를 보내왔습니다. 한 시간 반쯤 걸려 도착한 곳은 종교시설로 보이는 건물이었습니다. 그곳에는 풍채가 좋고 점잖아 보이는 환자가 있었는데, 오른 쪽 어깨 안쪽 부위가 종기처럼 부어올라 고름이 나고 있었습니다. 그 분은 굉장히 큰 종교단체에서 세 번째로 높은 수장인데, 그렇게 높은 자리까지 오른 것은 사람을 치료하는 신유의 능력 때문이었습니다. 그런데 한 달 전쯤 일주일에 걸쳐 오천 명 정도의 신도들을 한꺼번에 치유안수를 하고나서부터 오른팔이 아프기 시작했다는 것입니다. 그 분의 맥을 살펴보니 삼초경의 맥이 막힌 것은 알겠는데, 명문맥이 지나치게 항진된 것이 예사롭지 않았습니다. 저는 혹시 도가(道家)의 비법으로 유황을 법제하여 복용한 것이 아닌가 하는 생각이 들었습니다. 그래서 "혹시 법제한 유황, 즉 금단을 드시고 계신가요?"하고 물었더니 흠칫 놀라면서 금단을 보여주는 것이었습니다. 저는 계속 드시다간 큰일이 날 수 있으니 당장 끊으라고 하였습니다.

이 경우는 법제한 유황인 금단이 체내에서 순환하지 못하고 명문경락의 소통을 막으면서 그 여독이 체내에 쌓이고 있는 상황이었습니다. 명문경락의 항진으로 상대경락인 삼초경락이 균형을 잃어가고 있는 상황에서 오천 명이나 되는 이들의 치유 안수를 하다 보니 탁기가 쌓여 종기처럼 붓고 고름이 나온 것입니다. 저는 대강의 병리를 설명 한 후에 침을 놓아서 약화된 삼초경의 에너지를 보강하고 항진된 명문경의 에너지를 사(瀉)하였습니다. 이렇게 두 번에 걸쳐서 침을 놓고 응축된 탁기와 독기를 푸는 약을 일주일 동안 복용시켰더니 증상이 호전되고 완쾌되었습니다.

광석물인 유황은 아무리 법제를 잘한다 해도 오래 복용하면 여독이 생길 수 있으며, 만일 법제가 조금이라도 잘못되면 문제는 커집니다. 그래서 인산 선생님은 토종 집오리에게 광석물 유황을 먹여서 키움으로써 법제하게 하였습니다. 이렇게 하여 나온 것이 가장 완벽하게 법제가 된 상태의 금단으로 인산 선생님이 말씀하시던 '걸어다니는 산삼덩어리' 혹은 '걸어다니는 금단'인 것입니다.

건칠피는 옻나무 껍질입니다. 본래 한방에서는 옻나무에 상처를 내어 흘러내린 진액을 말려서 건칠이라는 약재로 사용하였습니다. 건칠은 약성이 무척 강하여 탕제로는 쓰지 않고 환이나 가루로 사용하며, 한 번에 사용하는 양도 0.06~0.1g으로 극히 미량으로 제한합니다. 건칠은 주로 여성의 자궁병에 특효가 있으며 특히 자궁근종을 없애는 데 자주 처방되는 약입니다.

건칠피와 건칠의 효능은 대동소이합니다. 다만 건칠피는 옻나무의 진액만을 사용하는 건칠과는 달리 옻나무의 껍질을 모두 사용하므로 건칠에 비해 안전하고 사용하기 쉽습니다. 건칠피의 효능은 무척이나 다양합니다. 간에 쓰면 간장약이 되고 위장에 쓰면 위장약이 되며 폐에서는 폐렴균을 없애는 살충제로 작용하고 심장에는 강심제로 작용합니다. 또 민간에서는 뱃속의 모든 속병을 풀고 신경통, 관절염 등에 효과가 좋아 오랫동안 쓰여 왔습니다. 이처럼 효능이 탁월한 건칠피는 잘만 이용하면 훌륭한 암약이 됩니다. 죽은 피를 없애고 새 피가 생성되게 하며, 망가진 조직을 신속히 복구하고 암종 등의 덩어리를 소멸시킵니다.

옻독은 강력한 방부제로서 효능을 가지고 있으므로 옻독에 의해 파괴된 암세포는 다시 살아나기 힘듭니다. 토종 집오리나

토종 장닭에 건칠피, 금은화, 포공영, 밭마늘, 지네 등을 적절
히 배합하여 사용하면, 옻이 오르는 등의 피부반응이 거의 없
으면서 자궁암, 골수암, 위암 등에 탁월한 효과가 있습니다.

백화사(白花蛇)

백화사는 중풍 등 모든 풍병의 명약입니다. 뱀의 내장을 제거
하고 말린 것을 쓰는데, 풍을 밖으로 몰아내고 경락을 순행하
게 하며 경련 증상을 완화시키는 효과가 있습니다. 중풍이나
신경통으로 인한 마비나 반신불수, 구완와사 등의 증상에 특효
가 있습니다. 또한 놀란 것을 진정시키는 작용이 뛰어나 어린
아이가 놀라서 경련등의 증상을 보일 때에도 사용합니다. 명나
라의 명의 이시진 선생은 백화사가 모든 풍병을 다스리는데 특
히 파상풍, 소아의 풍열, 급만성 경련, 임파선염이 곪아터진 증
상, 매독, 천연두의 창이 함몰된 증상에 효과가 있다고 하였습
니다.

　백화사는 다른 이름으로 오보사라고도 하는데 이는 백화사
의 뱀독이 강해 물리면 몇 보 못 가 생명을 잃는다고 해서 붙여
진 이름입니다. 백화사는 주로 머리와 꼬리 부분에 독이 있기
때문에 제거하고 사용하며, 뼈 역시 독을 내포하고 있기 때문
에 약재로 가공할 때 반드시 제거한 다음 건조하여 사용합니

다. 이런 강한 독성을 가진 백화사는 또 하나의 특이한 효능을 갖고 있는데 그것이 바로 항암작용입니다.

몇 년 전의 일입니다. 우연히 북경에서 독립운동가의 자제인 이여사님을 알게 되었습니다. 이여사님의 아버님은 이름만 대면 누구나 다 알정도로 유명한 독립운동가셨고 한국에 기념사업회도 있었습니다. 이여사님은 저를 만날 당시 한국의 호적에 올라있지 않았는데, 몇 달 전에 통화해보니 호적문제가 해결되어 대한민국의 국민이면서도 호적이 없는 이상한 신분에서 해방됐다고 기뻐하셨습니다. 존경받고 보호받아 마땅한 독립운동가의 후손들이 열악한 현실에서 고생하는 모습을 볼 때마다 얼마나 한이 맺혔을까 하는 생각이 듭니다. 이여사님 또한 마음과 육신의 고초 때문이었는지 위암과 당뇨병으로 고생을 많이 했습니다. 저를 만날 당시에 이미 강한 정신력을 가지고 다른 치료를 하지 않은 채 국외에서 생산된 천연 항암주사제와 더불어 오초사, 백화사 등을 장기간에 걸쳐서 복용하였고, 그 결과 위암은 완쾌된 상태였습니다. 그러면서 저를 만나면 항상 하는 말씀이, "암에는 이 오초사, 백화사가 최고"라고 하였습니다. 예전에 인산 선생님도 강한 뱀독이 암독을 중화시키거나 이긴다고 하시며 암환자는 뱀을 먹어도 좋다고 했습니다.

최고의 면역치료제, 항암면역고

핵약 항암면역고는 핵의학에서 사용하는 대표적인 면역치료제 중의 한가지입니다. 저는 대부분의 면역방식에 쓰이는 핵약을 고(膏)로 만듭니다. '고'란 생약이나 한약을 오래 달여서 고농축한 상태를 말합니다. '고' 상태의 약물은 소화흡수가 용이하고 보관하기도 좋으며 복용하기에도 좋습니다. 그리고 고 상태로 만드는 제조공정에는 많은 정성이 들어갑니다. 항암면역고의 경우도 자연산 약재를 선별한 후 깨끗이 씻어 말린 후에 약재의 특성에 따라 하나하나 법제를 합니다. 그리고 약 3일에 걸쳐서 은은한 불로 달입니다. 이렇게 해서 나온 약물을 자연산 엿기름으로 당화시켜 3~4일간 다시 졸여서 고를 만듭니다. 이렇게 약재가 준비되고 법제된 상태에서 7일에 거쳐서 고로 만들어집니다. 이렇게 만들어진 항암면역고는 간암, 위암, 담낭암, 폐암, 자궁암, 직장암, 유방암, 신장암, 갑상선암, 후두암, 임파선암, 대장암, 췌장암, 골수암, 척수암, 백혈병 등에 두루 쓰입니다.

핵약 항암면역고의 힘은 조화와 상합력에 있습니다. 15년 전에는 환자들이 항암면역고만 복용하고도 암이나 난치병이 치료되는 사례가 있었습니다. 하지만 지금은 암의 성장속도나 전이속도가 매우 빠릅니다. 그래서 저는 이 항암면역고를 암을 치료하는 주장약으로 쓰기보다는 암환자의 오장육부의 균형을 맞추고 혈액과 골수를 통하게 하여 면역력을 극대화시키는데 사용합니다. 특히 암 수술 후 재발 방지를 위해서 항암면역고를 투여하면 수술 후유증은 물론 잔여 암을 제거하고 재발과 전이를 방지할 수 있습니다.

암은 현대의학인 양방에 의해 진단되고 또 많은 환자들이 수술, 항암제, 방사선 치료를 받고 있습니다. 항암면역고는 암을 치료하는 것은 물론 수술, 방사선, 항암제 치료를 받은 환자들의 부작용을 최소화하고 면역력을 높이는 최고의 면역요법입니다.

항암면역고에 함유된 자연산 약재들

유황오리 유황과 보리밥을 제대로 먹이면서 방목하여 키운다. 사람이 섭취하면 주로 신장에 작용하여 명문의 화기(사람의 근본 에너지)를 강하게 하고, 독을 없애준다.

마늘(田蒜) 주로 사람의 원기와 기운을 돋우며 큰 마늘은 사람의 혈액에 영양을 공급한다.

민물고둥(小田螺) 간이 좋지 않은 사람은 이 민물고둥만 삶아

먹어도 웬만한 간 질환이 치유된다.

대파 흰 뿌리　약을 전신에 고루 퍼지게 하는 작용을 한다.

겨자씨(白芥子)　폐의 기운을 통하게 하고 가래 등의 이물질을 삭히며 새로운 담의 형성을 막는다.

살구씨(杏仁)　폐의 기운을 소통시키며 담을 제거한다.

거북이 껍질(鼈甲)　주로 사람 몸속에 있는 덩어리를 녹이는 성질이 있다. 몸속의 원기를 다치지 않고 부드럽게 종양을 억제한다.

누룩(神曲), 맥아(麥芽)　사람 몸속에서 정체 된 피에 의해 생기는 혈적(血積)을 제거한다. 약성을 몸속에 빨리 퍼지게 한다.

사인(砂仁)　소화제. 위장의 대사 불순물을 없애고 위장과 비장의 기운을 원활히 소통시킨다.

금은화(金銀花), 포공영(蒲公英)　천연 항생제. 염증을 없애는 데 탁월한 효능이 있다.

느릅나무 뿌리껍질(榆根皮)　통증을 진정시키고 종창을 없애는 데 효과적이다.

당산사, 당목향　당산사는 소화제이자 심장혈관의 혈전을 분해하는 역할을 한다. 고콜레스테롤증에도 탁효가 있다. 당목향은 신경성에서 오는 소화불량과 속이 쓰리고 아픈 것을 다스린다.

하고초(夏枯草)　하고초는 부드럽게 간을 풀어주며 임파종, 갑상선종 등에 널리 쓰인다.

생강, 대추, 원감초 부드러운 해독작용을 합니다. 생강은 암 환자의 구토를 막아주고 대추는 혈액을 보하며 원감초는 위장, 비장을 튼튼히 한다.

원시호(元柴胡) 간질환 치료의 주장약. 현대인의 모든 신경성, 스트레스성 질환에 좋다.

인진(茵蔯) 간장약이자 황달치료제로 쓰인다.

호황련, 천황련 간에서 생기는 미열에 효과적이다. 몸이 허약해서 오는 허열에는 호황련을 쓰고, 염증이 심해서 오는 실열에는 천황련을 쓴다.

과루인(瓜蔞仁) 주로 기침을 멎게 하고 담을 삭히는 데 쓴다.

원백강잠, 석룡자 원백강잠은 누에가 실을 토하기 전에 흰가루균에 감염되어 죽은 후에 단단해진 것이고 석룡자는 도마뱀이다. 둘은 함께 사용하면 원기를 보하고 덩어리를 풀어내며 척추 질환과 신경통 치료에 효과가 있다.

적하수오, 백하수오 하수오는 사람의 정기를 보하는 약으로 머리를 검게 하고 장수하게 한다. 적하수오는 혈액을 보하는 보혈 위주의 약이고, 백하수오는 기운을 보하는 보기 위주의 약이다.

차전자, 통초 방광의 염증을 없애고 소변을 잘 통하게 한다.

석위초, 호장근 간경화 복수로 부종이 심할 때 차전자, 통초와 함께 사용한다. 신장결석, 요도감염, 성병, 전립선염 등에도 뛰어난 효과가 있다.

도인(桃仁) 활혈약으로 어혈을 없애고 대변을 잘 통하게 하며, 백혈병에도 사용한다.

산수유, 산약(山藥) 산수유는 간과 신장의 약으로 식은 땀이나 오줌소태 등을 다스린다. 산약은 신장약인 동시에 비, 위장 기능과 당뇨병에 쓰린다.

오미자, 구기자 오미자, 구기자에 복분자, 토사자, 차전자를 더하면 다섯 가지 씨앗으로 구성된 오자연종환(五子衍宗丸)이라는 약이 된다. 오자연종환은 원기를 북돋움으로써 남성의 조루증, 발기부전의 치료에 자주 처방된다.

강활(羌活), 원방풍(元防風) 순환장애와 신경통, 관절염을 치료한다

우슬(牛膝), 속단(續斷) 무릎과 하체에 주로 작용하여 하지 무력증이나 신경통, 관절염을 치료한다.

당귀(當歸), 천궁(川芎) 당귀와 천궁 두 가지 약재로 불수산과 궁귀탕을 처방한다. 불수산은 임산부의 순산을 유도하고, 궁귀탕은 산후에 부족해진 혈액을 생성하고 출산에 의해 생긴 어혈과 오로 등을 제거한다.

항골수암 1호, 암통증치료제

암환자에게 있어 암통증은 치료 중에 극복해야 할 또 하나의 산입니다. 대부분의 암통증은 암세포가 뼈나 다른 장기 등으로 전이되거나 암이 커짐에 따라 주변 신경을 압박하여 생깁니다. 그 밖에도 화학항암제나 방사선 치료의 부작용, 수술에 의한 통증 등으로도 생깁니다. 암 통증에는 세 가지 유형이 있는데 첫째는 체성통증으로 국소적으로 쑤시거나 쏘는 듯한 통증입니다. 둘째는 내장통증으로 넓고 깊게 압박하거나 묵직한 통증입니다. 셋째는 신경통증으로 발작적인 작열감 위주의 통증입니다.

양방에서는 통증의 정도에 따라 타이레놀, 코데인, 모르핀,

:: **암통증의 특징**

• 통증의 종류로는 체성통, 내장통, 신경통증 등이 있다.

• 말기암일수록 통증시간이 길며 통증이 갈수록 더 심해진다.

• 통증은 암이 발생한 부위에 따라 자세의 변화가 생길 때나 식사와 관련해서도 올 수 있으며 기침, 배변, 배뇨시에 올 수도 있다.

• 통증이 주로 종양부위에서 발생하고, 지속적으로 오는 만성통증과 돌발적으로 오는 급성통증이 있다.

펜타닐 등의 마약성 혹은 비마약성 진통제를 투여하게 됩니다. 비마약성 진통제인 타이레놀은 암통증 초기에는 잘 듣지만 정도가 심해지면 잘 듣지 않으며 또한 용량을 늘릴 경우 심각한 부작용이 따르므로 마약성 진통제를 투여하게 됩니다. 일단 암통증이 있는 환자는 수시로 의사와의 상담을 통해 적절하게 통증을 케어하는 것이 중요합니다.

암통증 없앨 수 있다

암통증은 암세포가 커지거나 전이함에 따라 신경에 압박을 가하게 되어 생기는데, 그 통증은 형언키 어려울 정도인 경우가 많습니다. 핵의학에서는 환자의 통증을 가라앉히기 위하여 항암진통연고나 항암진통제를 사용합니다. 이 중에 항암진통연고는 강한 항암작용과 더불어 신경이나 국소부위를 마비시키는 마취제와 같은 작용을 합니다. 특히 항암진통제인 항골수암1호는 내복약으로, 말기암 시기 골수전이에 따른 극심한 통증과 함께 골수암 자체를 치료하는 주치료제입니다. 골수암을 치료하는 치료제이므로 복용기간이 늘어나면 통증도 서서히 사라지게 됩니다. 항골수암1호는 마취제와 같은 신경차단제가 아니라 중추신경과 국부조직의 신경을 되살아나게 하면서 통증을 멎게 합니다. 또한 강력한 항염증작용과 항암치료 능력을 함께 지니고 있습니다.

제가 초기에 핵약을 연구하면서 주력했던 분야는 먹는 암 통증치료 분야였습니다. 1998년경에 일정정도의 결실을 보았는데 당시 개발한 암통증액은 골수전이시에 오는 극심한 암 통증에 대해서 1회 복용시에 12시간 정도의 진통효과가 있었으며, 복용일이 늘어날수록 현저하게 암의 통증이 제어되었습니다. 또한 양약에서 올 수 있는 부작용이 전혀 없었습니다.

　제가 암 연구에 몰두해 있는 것을 보고 당시 중앙일보의 편집위원으로 〈제3의 의학〉을 기고하던 김모 위원이 저에게 조언을 하나 하였습니다. 제가 개발한 암진통액를 스위스의 다국적 제약회사에 팔라는 것이었습니다. 비밀유지계약서를 맺은 상태에서 처방을 오픈하여 임상을 진행하고 효과가 있으면 그쪽에서 상당히 큰 금액에 암진통액을 사겠다는 것이었습니다. 그리고 당시에도 암과 관련된 약품의 허가는 상당히 빠르다는 것이었습니다. 김모 위원은 제가 고생하는 게 안쓰럽다며 이런 방법도 좋은 대안이 될 것이라고 하였습니다. 저는 김모 위원이 무척 고마웠지만 암진통액을 더 발전시켜야 한다는 생각에 그만두었습니다.

　당시의 암진통액을 기초로 현재는 상당한 수준의 바르는 핵약 항암진통연고와 먹는 핵약 항암진통제를 환자들에게 투여하게 되었고, 양방과 복합투여 또는 단독투여를 하고 있습니다. 특히나 먹는 핵약 항암진통제 항골수암1호는 골수암을 치료하는 동시에 암의 골수전이로 인한 통증을 치료합니다. 통증은 암환자에게나 환자의 보호자에게 상당한 고통을 안겨줍니다. 하지만 현대의학이나 핵약의 치료제를 사용하면 적절한 수준에서 통증을 제어하거나 치료할 수 있습니다.

4

핵약으로 암을 이기고
새 삶을 되찾은 사람들

폐암 말기환자, 한 달 만에 한쪽 폐가 완치되다

1998년 봄 어느 날, 그러니까 스승님의 의학을 정리하고 재편집하여 《종양학원론》이란 책을 내고, 핵약을 임상에 투여하기 시작할 무렵이었습니다. 한 중년 신사가 부인과 함께 부친을 모시고 찾아왔습니다. 부친은 양쪽 폐가 대부분 암세포로 변한 폐암 말기 환자였습니다.

이 부부는 둘 다 카이스트 출신으로, 카이스트 정신문화연구원의 회원들이었습니다. 그들에 따르면 카이스트 정신문화연구원의 회원 중에는 영화에서나 볼 수 있을 것 같은 초능력을 가진 분들이 있고, 그 분들을 중심으로 초능력 등에 관한 연구를 한다고 했습니다. 이 부부 역시 특이한 능력을 가지고 있었는데, 그 능력 중의 일부인 기공을 통해 아버님의 병을 제어하고 있었습니다.

중국은 의학기공이 크게 발달한 나라입니다. 기공대가인 양리펑 같은 분은 국가의 보호 아래 암센타를 운영하며 고위관료의 암과 난치병을 치료하기도 합니다. 기공으로 병을 치료하는 일은 중국에서나 있는 일인 줄 알고 있던 저는 한국에도 그런 분들이 있다는 걸 알고 조금 놀랐습니다.

환자의 성함은 이동기 님이었는데, 당시만 해도 핵약이 개발 중인 시점이라 지금처럼 종양의 제거 속도가 빠르지 않았습니다. 저는 두 부부의 기공요법을 긍정적으로 받아들이면서 보폐항암고를 처방하였습니다. 보폐항암고는 강력한 항암제로 폐암을 신속히 없애는 한편 환자의 체력을 신속히 회복시키는 작용을 합니다.

그로부터 한 달 후, 부부가 다시 병원으로 찾아왔는데, 아주 기쁜 표정이었습니다. 한 달 동안 보폐항암고를 복용하고 병원에 가서 검사를 해보니 한쪽 폐가 완전히 정상화되었더라며 검사 결과를 보여주었습니다. 실로 눈부신 치료 속도가 아닐 수 없었습니다. 게다가 환자 분의 나이는 70세를 훌쩍 넘은 상태였으니 더욱 여간 놀라운 일이 아니었습니다. 그 후로도 환자는 꾸준히 핵약을 복용했고, 몇 개월을 꾸준히 치료하다 보니 완전히 치료되었습니다. 후일 이 부부와 저는 함께 단전호흡도 하고 마음공부도 하는 특별한 인연으로 이어졌습니다.

핵약 웅심환으로 말기 간암을 한 달 만에 3cm 줄이다

간암의 경우 양방에서 수술로 제거하지 못하는 경우가 종종 있습니다. 이런 경우는 대개 작은 암세포 여러 개가 산발적으로 생겼거나, 암세포가 담관 또는 혈관 쪽에 있어 수술하기 곤란한 경우입니다. 수술을 할 수 없다보니 이런 환자 중에 저를 찾아오는 경우가 많습니다. 전병주 선생님도 그런 분이었습니다. 1998년, 병원으로 찾아왔을 당시 전병주 선생님은 50대 초반이었습니다. 선생님을 처음 보았을 때 저는 직감적으로 간암이라는 것을 알았습니다. 비과학적일 수도 있겠지만 암환자를 자주 상대하다 보니 얼굴만 보아도 무슨 암인지 대충 알게 되었습니다.

나중에 이야기 하겠지만 저의 스승님들 중에는 암맥에 달통한 분도 계셨습니다. 몇몇 암에 대해서는 거의 100퍼센트 잡아냅니다. 예를 들어 자궁암이라고 하면 암이 자궁의 어느 부위에 있다는 것까지 정확히 맥으로 잡아냅니다. 설마 하시겠지만 하루에 적게는 50명, 많게는 80명의 암환자를 진맥하는 스승님 곁에서 1년 가량 보고 안 것이니 거의 틀림없습니다.

이런 저의 인상학으로 볼 때 선생님은 간염을 거쳐 간암이 된 전형적인 경우였습니다. 저는 간암치료제인 동시에 핵약의 최고봉격인 웅심환을 처방했습니다.

당시 선생님은 주로 산에서 기거하고 있었습니다. 제가 약을 두 달분씩 처방하다보니 선생은 두 달에 한 번씩 산에서 내려와 병원을 찾았습니다. 그런데 처음 처방 후 한 달 만에 찾아와 다른 병원에서 검사한 결과를 보여주는 것이었습니다. 저를 찾아올 당시에 7cm 크기의 큰 암종과 1~2cm 크기의 작은 암들이 있었는데, 약을 복용한 후 작은 암들은 모두 없어지고 7cm나 하던 암이 4cm로 줄었다는 것이었습니다.

저는 선생님에게 물었습니다. "어떻게 두 달도 다 안 드시고 검사를 할 생각을 하셨어요?" 그분은 두 가지 이유에서 검사를 했다고 했습니다. 첫째, 양방치료가 싫어서 산에 기거하며 자연요법으로 암을 치료하던 중 우연히 제가 암을 잘 고친다는 소식을 접하고 찾아와 약을 타갔는데, 혹시나 약을 먹고 더 악화되는 게 아닌가 불안했다는 것입니다. 그런데 웅심환을 복용한 후에 정신이 맑아지고 옆구리 통증도 없어지고 식욕도 좋아지는 등 증상이 너무 빨리 좋아지니 빨리 확인해 보고 싶어서 한 달 만에 검사를 받았다는 것입니다. 어쨌든 웅심환은 한 달 만에 암을 크게 개선시켰고, 선생님은 6개월여의 투약 끝에 완치되어 산에서 내려와 가족의 품으로 돌아갔습니다.

어머니의 재발된 구강암을 핵약으로 완치하다

2007년 늦은 가을, 인천에 사시는 어머니께 전화가 왔습니다. 예전에 수술해서 떼어버린 구강암이 재발했다는 것이었습니다. 어머니는 2004년 인천의 모 병원에서 구강암을 발견하였는데 의사가 조직검사도 할 겸 아예 떼어버리자고 해서 저와 상의할 틈도 없이 다 떼어내셨습니다. 뒤늦게 그 사실을 알게 된 저는 어머니를 모시고 국립암센터로 가서 정밀검진을 신청했습니다. 이전 병원에서 떼어낸 조직을 다시 검사하고 페트(PET)촬영을 한 결과 악성구강암이라는 결과가 나왔습니다.

당시만 해도 주로 장기 고형암에 연구를 집중하고 있던 저는 암의 크기가 1cm정도로 작은데다 전이도 되지 않았으므로 대수롭지 않게 생각했습니다. 심지어 이 정도는 암도 아니라고까지 생각했습니다. 이런 방심을 못마땅하게 여긴 것일까요? 하늘은 저를 꾸짖듯 3년 만에 어머님께 구강암 재발이라는 고통을 안겨주셨습니다. 이번에는 크기가 2cm가 넘었습니다.

저는 어머니께 중국으로 들어와서 치료를 받으시라고 말씀드렸습니다. 어머니는 병원 검사를 마치고 들어오겠다고 하셨는데, 이로 인해 또다시 문제가 생겼습니다. 가톨릭 신자인 어머니는 이번에도 가톨릭 계통의 병원으로 가셨는데, 담당의사가 조직검사를 하자며 구강암 면적의 반을 떼어낸 것입니다. 게다가 갑상선암 검사와 수술까지 하기로 했다는 것이었습니다. 저는 다시 한 번 어머니께 빨리 중국으로 오시라고 했습니다.

그런데 며칠 후 어머니가 다급한 목소리로 전화를 걸어 오셨습니다. 암 조직을 떼어낸 지 며칠 만에 암이 급속노로 선체 구강과 입술까지 번졌다는 것이었습니다. 더욱이 담당의사가 "할머니 걱정 마세요. 제가 입술에 있는 암까지 모두 수술로 제거해 드릴게요."라고 했다니 기가 막혔습니다. 보통 암환자의 환부를 제거할 때는 암보다 넓은 면적을 제거합니다. 2cm가 넘는 암의 반을 조직검사 한다고 잘라놨으니, 호랑이로 치면 죽일 것도 아니면서 칼로 푹 찔러 놓은 것과 마찬가지입니다. 담당의사의 말에 덜컥 겁이 난 어머니는 다음 날 곧바로 중국으로 오셨습니다.

항상 당당하시던 어머니는 약간 풀이 죽어 있었습니다. 한국의 병원에서 갑상선암을 검사한다고 했기에 우리 병원에서 바로 검사를 해보니 문제가 없었습니다. 저는 곧장 핵약을 복용하시게 했습니다. 전이되는 것을 막기 위해 최대한 서둘러야 했습니다. 핵약을 내복시키는 동시에 특수 제조한 몇 가지 합성 암치료 약을 하루 종일 입에 물고 있다가 뱉게 하였습니다. 약의 내성을 고려해 2~3가지 약을 교대로 물게 하였습니다. 그렇게 2주 정도 계속하자 급속히 진행하던 전이가 멈추었습니다. 입술이 원래 크기로 돌아오고 전체 구강으로 전이됐던 암도 사라졌습니다. 빠른 치료효과에 자신감과 안도감을 찾은 어머니는 더욱 열심히 약을 물고 계셨고, 나중에는 주무실 때도 물고 계셨습니다. 다시 1주일이 지나자 암의 크기는 처음 조직을 떼어냈을 때의 상태로 돌아왔습니다. 실로 엄청난 치료 속도였습니다.

중국에서의 치료 상황에 대해 전화로만 통화하던 가족들은 걱정이 됐는지 검사일에 맞춰 어머님을 한국으로 다시 보내 달라고 했습니다. 저는 이 치료 속도면 다시 검사를 받을 필요가 없다고 했지만 가족의 일은 저 혼자 결정할 수 있는 사항이 아니었습니다. 그래서 어머니께 검사만 받고 다시 오시라고 신신당부하고 한국의 담당의사에게 소견서를 써서 보냈습니다. 저희 병원에서 이 정도로 빠른 치료가 가능하고, 수술을 하더라도 최대한 부위를 줄일 수 있으며, 갑상선암 결과도 문제가 없으니 특별한 사항이 아니라면 어머니를 다시 보내달라는 내용이었습니다. 어머니께는 10일 안에 꼭 돌아오시라는 뜻으로 10일치 약만 드렸습니다.

정확히 10일 후에 어머니는 중국으로 돌아오셨습니다. 어머니는 담당의사의 소견서를 가지고 오셨는데, 환자를 잘 부탁한다는 내용이었습니다. 참 고마웠습니다. 저는 다시 어머니를 치료하는 데 집중했습니다. 3개월쯤 지나니 암의 크기가 쌀알 1~2개만한 크기로 줄어들었습니다.

어머니는 저에게 숙제 같은 분입니다. 처음 구강암이 발견됐을 때 암을 얕보았던 것과 재발방지를 위해 충분한 조치를 취하지 않은 것에 대해 깊이 생각하는 계기가 되었습니다. 이 일을 계기로 저는 암환자를 치료할 때 암세포 제거에만 그치지 않고 1년간의 재발방지 프로그램을 운영하게 되었습니다.

또한 간암이나 폐암 같은 고형암이나 전이암만 중히 여기고 구강암 같은 암을 가볍게 여기던 태도를 다시 돌아보게 되었습니다. 증상이 무겁든 가볍든 암을 치료할 때 '호랑이는 토끼를 잡을 때나 맹수와 싸울 때나 전력을 다한다'는 사실을 명심하는 계기가 되었습니다.

저는 암환자를 치료할 때 속도를 무척 중요하게 여깁니다. 그 중에서도 특히 폐암은 더욱 그렇습니다. 한국의 암환자는 폐암에 걸렸을 때 사망에 이르는 시간이 짧습니다. 반면 중국 환자는 간암에 걸렸을 때 사망 속도가 빠릅니다.

제가 치료한 폐암 환자 중에 가장 기억에 남는 분은 분당에 사시던 남선생님입니다. 남선생님은 2008년 12월에 저희 병원으로 의무기록과 진단서, 그리고 검체를 보내왔습니다.

선생님이 암 확진을 받았을 땐 양쪽 폐에 악성종양이 있고 기관지로 전이가 된 폐암 3기말 상태였습니다. 이전 병원에서는 환자의 나이가 60세인데다 체력에 비해 전이속도가 빠르므로 수술은 불가능하다고 했습니다. 우선 항암제와 방사선 치료를 해서 암을 작게 한 후에 수술 여부를 결정하자고 하였습니다.

저는 검체를 검사해 보았습니다. 다행히 면역력 상태가 양호하고 전이속도가 빠르지 않았습니다. 저는 항암제는 투여하지 말고 6주 동안 방사선치료만 하되 핵약 항암제와 핵약 면역항암제를 2개월 단위로 투여하자는 치료방안을 제시했습니다.

저는 이러한 치료방식을 양·한방 복합치료라고 생각합니

다. 사실 핵약이나 핵의학은 한방은 아닙니다. 그러나 한방 이론과 유사한 동양의학이고, 부분 의학인 양방과 달리 전체 의학적인 이론을 바탕으로 합니다. 물론 약물체계는 완전히 다릅니다만, 그런데도 한방이라고 표현하는 것은 핵의학의 분야를 이해하는데 동양의학과의 유사성이 도움이 되기 때문입니다.

남선생님과 그의 가족들은 흔쾌히 제 치료방안을 받아들였고 기적이 이루어졌습니다. 핵약을 투여한 지 2개월이 지나자 한국측 병원에서 환자의 상태가 너무 좋아졌다고 의아해 하며 치료를 중단하고 경과를 보자고 한 것입니다. 중간 치료결과가 나온 후, 저는 이제 방사선치료는 받지 말고 핵약을 2개월 단위로 2번 더 복용하라고 하였습니다. 결국 핵의학 치료를 시작한 지 6개월 만에 남선생님은 모든 암의 공포와 고통에서 벗어나게 되었습니다.

남선생님은 암치료효과 이외에도 두 가지 면에서 핵약의 효능에 놀랐다고 합니다. 첫 번째는 핵약을 복용하니 말라가던 몸에 적당히 살이 오르고 얼굴에 화색이 돌았다는 것입니다. 뿐만 아니라 체력이 좋아져서 치료를 시작한 지 2개월 만에 산행이 가능할 정도로 빨리 회복되었다고 했습니다. 두 번째로는 남선생님과 함께 병원치료를 받은 폐암 3기말 정도의 환우가 여섯 분 더 계셨는데 대부분 완치하지 못하고 사망하거나 악화되었다고 합니다. 두 분은 병원과 협의 하에 신약치료를 진행하다가 사망하였고, 나머지 네 분은 양방의 단독치료를 받은 후 악화되어 호스를 꽂고 움직이지 못하게 되었다고 합니다.

특히 남선생님 친구분 중에 부산에서 호텔을 운영하시는 사장님도 폐암 환자였는데 이분은 남선생님처럼 수술을 못할 정도가 아니라 병원에서 폐암수술을 받으셨습니다. 그런데 예상과는 달리 크게 악화되어 지금은 거동조차 하시지 못하게 되었다는 것입니다. 그 분은 남선생님께 "나는 폐암이 중하지 않아서 수술을 하고 악화되어 이렇게 고통스럽게 죽어가고 있는데, 남사장은 나보다 심한 폐암이었는데도 중국에서 치료를 받고 지금은 다 나았으니 왜 그렇게 잘 낫는 방법을 알려주지 않았는가?" 하고 원망섞인 한탄을 한답니다.

저는 이런 안타까운 소식을 접할 때마다 암환자에 대한 수술이 좀 더 신중하게 이뤄져야 하지 않을까 생각합니다. 단순한 수술요법보다는 면역치료를 전제로 하고, 수술은 0기암이나 1기암 등의 초기암에만 한정하는 게 좋지 않을까 생각합니다. 간처럼 재생이 되는 장기라면 상관 없겠지만 재생이 되지 않는 장기를 절제해 버리면 항암면역제가 작용을 할 수 없습니다. 그러므로 암환자의 수술은 신중 또 신중해야 할 것입니다

석 달 만에 간경화를 완치하다

아주 오래된 이야기입니다. 국군기무사에 근무하는 김모 형이 다급히 전화를 해왔습니다. 원래부터 B형간염 보균자로 간이 좋지 않았는데 간경화로 발전되었다는 것입니다. 이런 상태로는 어렵게 구한 직장을 유지하기가 힘드니 3개월 안에 고쳐야 한다고 했습니다. 진단을 해보니 간복수가 조금씩 진행되고 있는 상태로, 얼굴은 황달빛이 역력하고 몸은 여위어 가고 있었습니다.

간은 현대인의 장기 중에 가장 피곤한 부분입니다. 해독해야 할 화학독소가 많기 때문에 항상 지쳐있을 수밖에 없습니다. 간이 지치면 자주 피곤하고 옆구리가 아프며 소화가 안 되고 구역질이 납니다. 또한 스트레스에 약해져서 쉽게 화가 나고 별일 아닌데도 짜증이 납니다. 심하면 잇몸에서 피가 나기도 합니다. 의학적으로 간은 침묵의 장기라고 표현합니다. 상당히 악화될 때까지도 증세가 나타나지 않아 병을 알아채기 힘들기 때문입니다. 문제가 발견되면 이미 상당히 망가진 경우가 많습니다. 간이 망가져도 혈액검사시 주로 하는 GOT, GPT 검사에서는 정상인 경우가 많고, 초음파 검사로도 이상을 잡아내기 쉽지 않습니다.

앞에서도 강조했듯이 암을 치료할 때는 피를 맑게 하는 것이 핵심입니다. 피를 맑게 하면 건강한 혈액을 보유하게 되고, 이렇게 되면 적혈구와 백혈구의 기능이 활발해져 모든 병을 이겨 내는 힘이 생기기 때문입니다.

저는 김모 형에게 70~80kg 분량의 약재가 들어가는 항암익간고를 처방했습니다. 이는 간의 죽은 피를 없애고 피를 잘 생산할 수 있도록 하는 처방으로 초기 간암에도 일정정도 효과를 나타냅니다. 중한 경우에는 항암익간고에 항간암1호나 웅심환 등을 함께 처방하여 빠르게 간종양을 축소, 제거시킬 수 있습니다.

보통 항암익간고는 2개월 정도 복용할 수 있는데 김모 형의 경우는 항암익간고를 2번 복용한 후에 3개월이 넘어서 간경화 완치 판정을 받았습니다. 아쉽지만 본인이 원하던 3개월은 넘어버렸습니다. 간경화가 치료된 얼마 후에 김모 형이 저에게 전화를 걸어왔습니다. 고맙다고 인사를 하면서 간경화의 약은 김 선생님이 주었지만 병을 고친 것은 주님이라고 했습니다. 저는 이런 상황을 긍정적으로 받아들입니다. 어떤 신앙이든지 믿는 마음으로 기도를 하는 것은 여러 가지 측면에서 환자의 치유에 도움을 준다고 생각하기 때문입니다. 물론 위중한 병을 치료할 때 치료 중에 주객이 전도되는 것은 경계해야 하겠지만 말입니다.

간질은 완치시켜도 소문이 안 난다

중국에서 의료 활동을 하다 보니 한국 교민들의 병을 치료할 기회가 종종 있습니다. 그 중에 중학생 정도 되는 아이들의 간질이나 틱을 치료한 일이 기억에 남습니다.

대부분의 간질은 어머니 태중에 있을 때 충격으로 발생합니다. 임신 중에 임산부가 속을 많이 끓이거나 놀라고 불안하면 태아의 심장과 간의 조직에 이상이 생기고 뇌에 영향을 줍니다. 이렇게 태어난 아이는 자주 이상한 생각이 들거나 괴로운 마음이 생기고 간질 같은 증상들이 나타납니다. 그밖에도 유전적인 요인, 사고에 의한 정신적 충격, 뇌염 등도 간질의 원인이 되기도 합니다.

간질은 청소년기에 주로 발생하는데, 이때 치료하면 어렵지 않게 완치할 수 있습니다. 간질의 종류는 매우 많지만 치료법은 의외로 간단합니다. 스승님께서는 천마탕과 난반토법을 개발하셨는데, 이는 간질의 원인이 되는 위장 벽의 담을 제거하며 이상한 기운이 미주신경을 타고 뇌로 올라가는 것을 막습니다. 또 뇌에 직접 작용하여 뇌신경을 회복시킵니다.

그런데 간질은 치료해 주어도 소문이 나지 않습니다. 그동안 수십 명을 넘게 치료했는데도 소문이 나지 않은 것은 환자나 가족들이 주위에 알리고 싶어 하지 않았기 때문입니다. 그래서 저도 치료하고 나면 잊어버리곤 합니다.

북경에 와서 처음 치료한 간질환자는 중학생이었는데, 한국에 있을 때는 굉장히 공부를 잘했다고 합니다. 그런데 자꾸 발작을 하니 부모님이 중국에 있는 이모님에게 아이를 맡겨서 정신과에서 한 번에 6개월치씩 약을 처방 받아 장복을 했습니다. 그 약을 먹은 아이는 점차 기억력과 학습능력이 떨어지더니 한국에서 1등 하던 아이가 꼴찌를 하게 되었습니다. 더욱이 2년 정도 장복을 하다 보니 내성이 생겼는지 약효도 사라져 저를 찾아오게 된 것입니다.

정신과 약을 끊게 하고 3개월쯤 치료를 하니 아이의 증상은 차츰 개선되었습니다. 발작횟수가 점점 줄더니 아예 없어졌습니다. 눈빛이 초롱초롱해지고, 기억력이 되살아나 다시 1등을 하였습니다. 정신병도 총명한 사람이 많이 생깁니다. 총명한 사람은 충격을 받으면 일반인보다 충격이 훨씬 더합니다. 그래서 간질 환자들 중 치료하고 나면 총명해지는 경우가 많습니다. 간질을 예방하기 위해서는 임산부와 남편이 합심해서 태아 교육에 특별히 신경을 써야 합니다.

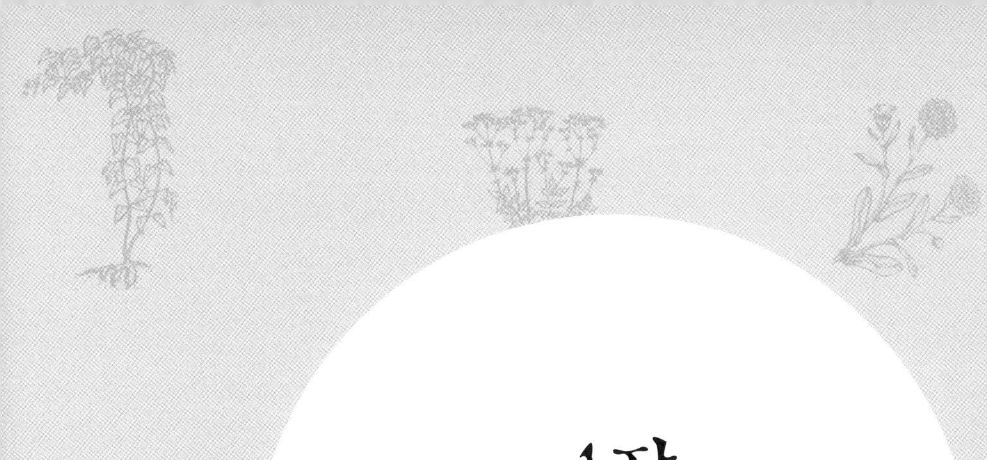

4장

암 완치, 예방과 재발 방지에 달려있다

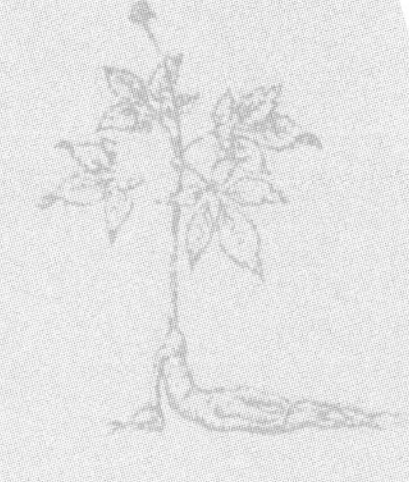

1

암치료의
마지막 단계는 예방이다

암환자에게 암을 예방해야 한다고 말하면 의아해 하는 분들이 많습니다. 이미 암에 걸렸는데 예방이라니, 소 잃고 외양간 고치는 격이 아니냐는 겁니다. 그러나 이는 암의 성격을 모르기 때문에 하는 말입니다.

앞에서 거듭 말했다시피 암은 전신의 질병입니다. 몸의 일부분에 암이 발병했다고 그 부분의 암세포만 없애면 치료되는 병이 아니라는 것입니다. 수술 후 암세포를 제거한 환자를 진단해 보면 이를 알 수 있습니다. 암세포가 깨끗이 제거되고 전이도 되지 않은 환자의 유전자를 검사해 보면 임파절에 암유전자와 암억제유전자의 변이세포를 가진 사람이 반이 넘습니다. 이는 임파절을 통해 이미 암이 전이된 것을 뜻합니다. 이렇게 전이된 암은 당장 재발하지는 않겠지만 면역력이 떨어지는 순간 재발하게 됩니다. 실제로 임파절에 전이된 환자의 70퍼센트가 5년 이내에 재발했다는 통계가 있습니다.

암은 그 어느 질병보다 재발이 잘 되는 병입니다. 끈질긴 생명력을 갖고 있어서 다 죽었다가도 조금만 빈틈이 보이면 바로 활개를 칩니다. 암세포는 심지어 화학항암제 치료 이후에도 완전히 사라지지 않습니다. 정상세포라면 항암제에 노출되는 순간 세포사멸 메커니즘, 즉 세포가 결함이 생기거나 수명을 다했을 때 스스로 사멸하는 자연적인 현상이 작동되기 마련인데, 암세포에게는 이 메커니즘이 작동되지 않습니다. 이 메커니즘이 작동되지 않으면 세포는 무한분열하면서 종양을 만들게 됩니다.

그러므로 암세포를 없애는 것으로 치료가 끝났다고 방심해서는 안 됩니다. 암세포를 없애는 것은 암치료의 시작일 뿐입니다. 암을 완치하기 위해 거쳐야 할 많은 임무 중에서 가장 위급하고 시급한 일이 암세포를 제거하는 일이기 때문에 먼저 하는 것일 뿐 결코 암 치료의 전부가 아닙니다.

가장 위험하고 시급한 일, 즉 암세포를 제거한 후에는 몸의 다른 부위에 있을지도 모르는 암세포가 커지거나 재발하지 않

도록 면역력을 키워야 합니다. 면역력을 키우는 일은 암 치료
과정은 물론 치료된 이후에도 계속해야 하는 중요한 일입니다.
한 번 몸에 발생한 암세포는 언제든지 면역이 떨어지면 다시
활개를 칠 수 있으므로 암 예방법을 숙지하고 생활 속에서 습
관처럼 실천해야 할 것입니다.

2 암이 생기는 원인을 제거하자

활성산소가 생기지 않도록 한다

암을 예방하기 위해서는 활성산소가 과다하게 생기는 것을 막아야 합니다. 1장에서도 말했듯이 우리 몸 안에 들어온 산소 중약 2퍼센트 정도는 자연적으로 활성산소가 됩니다. 일정량의활성산소는 염증을 다스리고 각종 세균과 바이러스를 퇴치하는 등 좋은 역할을 합니다. 그러나 활성산소의 양이 너무 많아지면 우리 몸을 파괴하게 됩니다. 세포를 산화시키고 유전자를변화시키며 면역계에 혼란을 주는 것입니다. 이는 암, 당뇨, 뇌졸중, 심근 경색증, 동맥경화, 치매, 백내장, 변비, 아토피성 피부염, 천식, 남성불임증, 임신 중독증, 스트레스성 위·십이지장 궤양, 류머티즘, 기미, 주근깨, 파킨슨병, 베체트병, 방사선 장애 등 다양한 질환의 원인이 됩니다.

활성산소는 산화를 일으키는 음식물을 먹거나 공해물질등을 통해 화학물질을 섭취할 때 늘어나게 됩니다. 또 운동을 심하게 하거나 스트레스를 받아도 생길 수 있습니다.

암을 예방하려면 활성산소를 일으키는 요인을 제거해야 합니다. 산화식품, 즉 산소와 유분, 기름이 결합된 음식을 먹지 말아야 합니다. 식품첨가물이 다량 함유된 식품도 먹지 않는 것이 좋습니다. 공해물질과 화학약품을 섭취하지 않도록 주의하고 적절한 운동을 꾸준히 해야 합니다.

이와 함께 활성산소에게 공격받고 있는 우리의 몸을 중화시켜야 합니다. 그러기 위해서는 항산화식품을 꾸준히 섭취하는 것이 매우 중요합니다. 항산화식품이란 실온에서 공기 중에 있는 산소와 결합하는 '자동산화'를 억제하고 활성산소를 제거하는 역할을 하는 식품을 뜻합니다.

그리고 장이 쉴 수 있도록 과식과 간식을 삼가고 좋은 물과 맑은 공기를 자주 마셔야 합니다. 그밖에 무엇보다 중요한 것은 마음을 다스리는 일입니다. 따라서 스트레스를 조절하고 심신을 안정시킬 수 있는 자신만의 노하우를 개발해야 합니다.

:: 쉽게 접할 수 있는 항산화식품들

비타민 A, C, E, 미량의 미네랄, 카테킨 등과 함께 특정 약초, 차 종류에도 상당한 항산화 물질이 있는 것으로 알려져 있다.

- 플라보노이드 : 붉은 사과 껍질, 양파, 파

- 콩 : 이소플라본 함유. 다시마나 호박 같은 항산화식품과 함께 조리하면 더욱 좋다.

- 발아현미 : 현미는 발아과정 중에 활성산소를 억제하는 항산화효소인 SOD를 생성한다. SOD는 녹차나 보리의 싹 등에도 함유되어 있다.

- 복숭아 : 폴리페놀 함유. 활성산소에 노출되어 손상되는 DNA를 보호하고 세포구성 단백질 및 효소를 보호한다.

- 호두 : 불포화지방산 함유. 불포화지방산은 혈관의 노화를 막고 혈액이 점성화 되는 것을 억제한다.

- 땅콩 : 필수 아미노산과 비타민E, 폴리페놀 함유. 땅콩을 볶아 먹으면 항산화 물질이 22퍼센트 가량 증가한다.

- 당근 : 섬유질과 무기질, 베타카로틴 함유.

- 와인 : 폴리페놀 함유. 포도를 발효하는 과정에서 여러 미생물의 분해산물이 상승작용을 일으켜 항산화 기능이 높아진다.

- 브로콜리 : 각종 비타민과 무기질, 식이섬유 함유.

- 토마토 : 강력한 항산화제 기능을 가진 라이코펜 함유. 조리해서 섭취하면 라이코펜 함량이 최고 7배까지 높아진다.

만병의 근원인 어혈을 없앤다

태양이 지구에 온도와 산소를 순환시키는 것처럼 심장은 혈액을 통해 우리 몸에 산소를 공급합니다. 심장과 혈액은 떼려야 뗄 수 없을 만큼 밀접하게 연관되어 있으므로 우리는 보통 심혈관계라고 하며 심장과 혈관을 하나의 영역으로 봅니다. 그런데 이 심혈관계에 문제를 일으키는 주범이 있으니 그것은 바로 동양의학에서 말하는 어혈입니다.

양방으로 이야기하자면 혈전이나 저밀도콜레스테롤(LDL)에 의한 혈액의 오염이겠지요. 하지만 동양의학에서 이야기하는 어혈의 범위는 양방에서 이야기하는 혈전이나 저밀도콜레스테

:: 어혈이 생기는 원인

- 산후조리를 제대로 하지 않는다.
- 과다한 음주로 간에 무리를 준다.
- 교통사고나 타박상의 후유증
- 과도한 성관계
- 과식 혹은 과도한 육류 섭취
- 장기간의 심리적 압박이나 급작스런 정신적 충격으로 심장에 타격을 준다.

롤을 포함하는, 보다 광범위한 증세입니다. 이것은 동물성기름이나 트랜스기름에 의해 형성되며 동맥경화를 포함한 고혈압, 심장병. 뇌졸중 등 각종 성인병을 일으키는 근원적 병인으로 작용합니다.

양방에서도 혈전이 형성되는 원인을 다양하게 보는데, 그 중에서도 특히 주목할 것이 바로 저밀도 콜레스테롤입니다. 동물성지방이나 트랜스지방에 의해 형성되는 저밀도콜레스테롤은 혈관 내부에 상처가 생기면 상처를 덮어버리기 위해 상처 부위로 몰려갑니다. 이때 상처에 염증반응이 생기면 염증과 저밀도콜레스테롤이 서로 엉기고 쌓여 혈전이 됩니다.

어혈이나 혈전은 혈액의 오염을 뜻합니다. 따라서 어혈이나 혈전이 많으면 산소를 운반하는 적혈구와 면역작용을 하는 백혈구의 기능이 떨어지게 됩니다.

그러므로 어혈이나 혈전을 방지하기 위해서는 저밀도콜레스테롤의 섭취를 줄이고 고밀도콜레스테롤 섭취를 늘려야 합니다. 고밀도콜레스테롤은 혈관 속의 찌꺼기들과 혈전을 제거하는 역할, 한마디로 말하면 피를 정화시키는 역할을 합니다. 피가 깨끗해지면 적혈구와 백혈구의 기능이 활발해져서 적정한 건강상태와 면역상태를 유지하게 됩니다.

고밀도콜레스테롤 수치는 식이요법, 꾸준한 운동, 생활습관

개선 등을 통해 높일 수 있습니다. 특히 비타민 B의 종류인 나이아신과 불포화 지방산이 풍부한 등푸른생선 등은 저밀도콜레스테롤을 낮추고 고밀도콜레스테롤은 높이는 데 효과적입니다.

만성염증을 치료하면 웬만한 질병은 완치된다

인간을 괴롭히는 질병은 대부분 염증을 통해 생깁니다. 염증이 위장에 생기면 위염이 되고, 코에 생기면 비염이 되고, 피부에 생기면 피부염이 됩니다. 뇌에 생기면 뇌염, 자궁에 생기면 자궁염이 됩니다. 모든 병의 기초가 되는 염증은 암의 증식과도 밀접한 관계가 있습니다. 만성적인 염증 부위에는 활성산소가 많이 발생하고 세포의 DNA에 변형을 주게 됩니다.

염증은 우리 몸의 면역기능이 각종 세균, 바이러스, 독소들과 싸우는 현상입니다. 그런데 이 싸움이 쉽게 끝나지 않고 만성적인 상태를 유지하게 되면 우리는 갖가지 증상에 시달리게 됩니다. 만성 위염에 걸리면 항상 속이 더부룩하고 가끔 배도 아프고 소화불량에 시달립니다. 비염에 걸리면 계절이 바뀌거나 감기에 걸릴 때마다 코가 막히고 머리가 띵하며 기억력이 떨어집니다.

그렇다면 왜 이런 만성염증의 상태가 지속되는 걸까요? 만성

염증이 유지되는 이유는 병균보다 면역력이 더 강하기 때문입니다. 면역력이 병균보다 약하면 소모적인 싸움을 계속하게 됩니다. 그러면 싸움터는 점점 늘어나게 되고, 싸움터 부위는 정상적인 기능을 못하게 됩니다. 위염이나 비염처럼 아프고 부어오르는 등 비정상적인 증상이 나타나게 되는 것입니다. 소모적인 싸움을 지속하게 되면 우리 몸의 에너지가 허비되어 소모성 체질로 바뀌게 됩니다. 만성염증이 유지되는 두 번째 원인으로는 식습관과 생활습관을 들 수 있습니다. 염증을 유발하는 음식과 독소를 계속 섭취하거나 지나친 음주, 불규칙한 식사, 과식, 폭식을 하는 것도 만성염증을 유발합니다.

원인을 알면 치료는 간단합니다. 자신의 체질에 맞는 음식물을 섭취하며 적절한 운동을 자주 한다면 만성적인 염증은 우리 몸을 떠날 것입니다.

암세포의 이동 통로인 혈관신생 촉진을 억제한다

암은 증식을 거듭함에 따라 우리 몸의 혈액과 체액을 오염시킵니다. 암이 지속적으로 성장하려면 충분한 영양분을 공급할 운반수단이 필요한데, 그것이 바로 혈관신생입니다. 신생혈관은 암세포의 주요한 보급로이자 전이의 통로가 됩니다. 그래서 암

환자를 치료할 때 이를 차단하는 것은 매우 중요한 일입니다. 다시 말하면 암의 혈관신생을 촉진시키는 것은 어떠한 방향으로든 피해야 합니다.

지난 1972년 중국에서 출간된 《중의종양학》은 암의 원인을 몇 가지로 구분하였는데 그 중 대표적인 것이 '어혈이론'이었습니다. 즉, 죽은 피 때문에 암이 생긴다는 것입니다. 그런데 이 이론은 훗날 많은 암환자에게 피해를 주게 됩니다. 어혈을 치료하기 위해 '활혈약'을 쓴 것이 문제가 된 것입니다. 과학적인 검증과 임상을 거친 끝에 '활혈약은 암의 혈관신생을 촉진한다는 것'이 밝혀졌습니다.

저 역시 핵약을 연구하는 과정에서 이를 깨달았습니다. 항암 작용이 충분하지 않은 상태에서 영양을 급속히 제공하면 환자의 체력을 향상시킬 수는 있으나 동시에 암의 혈관신생을 촉진하여 종양의 크기를 키운다는 사실을 알아낸 것입니다. 이러한 두 가지 문제점은 암세포를 급속히 줄이거나 없애서 핵의학적인 암 치료방법을 개발하는 데 큰 도움이 됐습니다.

:: **암을 예방하는 생활습관**

좋은 물과 맑은 공기를 자주 마신다.

공해물질을 멀리 한다.

기름에 튀기는 요리를 할 때 환기를 철저히 한다.

화학약품 복용을 절제한다.

과음을 하지 않는다.

적절한 운동을 하되 너무 무리하지 않는다.

스트레스를 관리한다.

3

암, 식생활 습관만 바꿔도
50퍼센트는 예방된다

자연의 섭리를 거스른 육류를 먹지 않는다

지구에 사는 식물과 동물은 서로 도우며 살아갑니다. 호흡을 통해 산소와 이산화탄소를 주고 받습니다. 식물은 동물의 에너지를 흡수하고, 동물은 식물의 에너지를 흡수하면서 살아갑니다. 이것이 자연의 섭리입니다. 자연의 섭리가 깨지면 사람도 동물도 식물도 건강하게 살 수 없게 됩니다.

그런데 요즘 들어 자연의 섭리를 거스르는 일이 많아지고 있습니다. 지구 환경이 변화하면서 동물과 식물의 삶이 영향을 받고 있으며, 동물과 식물을 먹고 살아가는 인간의 삶 또한 영향을 받고 있습니다. 사람이 먹는 육류를 봅시다. 요즘의 육류는 예전의 육류라고 볼 수 없습니다. 자연 속에서 마음껏 뛰어놀며 오염되지 않은 식물을 먹고 자란 예전의 가축과 달리 요즘 가축들은 좁은 우리에 갇혀 사육됩니다. 축산 업주들은 빠른 시일 내에 상품 가치를 높이기 위해 성장촉진제를 투여하고, 열악한 환경으로 인한 질병을 억누르기 위해 항생제를 투입합니다. 이렇게 키워진 가축들은 겉보기엔 멀쩡하지만 몸속을 들여다 보면 심각한 질병 덩어리입니다. 빨리 팔기 위해 빨리 죽이기에 망정이지 오래 살게 두면 틀림없이 암에 걸리게 될 것입니다.

더욱이 요즘에는 동물에게 동물 사료까지 먹이는 경우가 많은데 매우 위험한 일입니다. 식물을 먹고 살아야 하는 동물에게 동물 사료를 먹이니 돌연변이 바이러스가 생기고 광우병에 걸리는 것입니다.

사람 역시 육식보다는 채식을 주로 하게 되어있는 존재입니다. 그러므로 육류를 너무 많이 섭취하면 몸에 무리를 주게 됩니다. 1차적으로 장에 무리를 주고 2차적으로는 혈액을 오염시킵니다. 혈액이 오염되면 간과 심장에 무리가 생기게 됩니다. 오염된 혈액을 정화하기 위해서 끊임없이 일을 해야 하기 때문입니다.

암이나 난치병에 걸리지 않으려면 자연의 섭리를 거스르지 않은 먹을거리를 섭취해야 합니다. 오염되지 않은 자연 속에서 오염되지 않은 식물을 먹고 자란 육류를 적당히 먹을 때 우리 몸은 가장 자연스럽게 받아들이고 소화할 수 있습니다.

몸에 해로운 가공식품을 멀리 한다

과학기술이 발달하면서 다양한 방법으로 가공된 음식이 식탁에 오르고 있습니다. 그런데 이들 중에는 안전성이 검증되지 않았거나 건강에 해로운 음식이 적지 않습니다. 대표적인 것으로 유전자조작식품(GMO)과 식품첨가물을 들 수 있습니다.

유전자조작식품이란 유전공학 기술을 이용하여 형질이나 유전자를 변형시킨 식품을 말합니다. 유전자변형 농산물의 경우 생산량을 늘리거나 병충해를 이겨내기 위해 또 보기에 좋은 상품을 만들기 위해 유전자를 변형시켜 재배됩니다. 대표적인 예로 무르지 않는 토마토, 수박만한 감자, 일반 연어 크기의 30배인 슈퍼연어, 살충제에 강한 콩, 고농축 비타민 함유 채소 등이 있습니다. 유전자조작식품은 미래의 식량문제를 해결할 수 있는 대안으로 떠오르고 있지만 안전성 등에 대해서는 논란이 많습니다.

과학자들은 유전자조작식품이 동물과 식물, 박테리아, 바이러스 등에서 필요한 유전자를 뽑아 농수산물에 이식, 생산되므로 알레르기를 유발할 수 있고, 예기치 않은 독성을 드러내 인체에도 해를 끼칠 수 있다는 주장을 제기하고 있습니다.

이를 입증하듯 2006년에 치러진 한 조사에 의하면 1,100만 명의 미국인이 식품 알레르기로 고생하고 있고, 매년 150명에서 200명 가량이 식품 알레르기에 의해 사망한다고 보고되고 있습니다.

또 매년 3만 명 이상이 식품 알레르기로 인해 응급실로 이송됩니다. 뿐만 아니라 최근 10년 사이에 수십 개의 새로운 알레르기가 나왔고, 또 신종 알레르기가 끊임없이 생성되고 있어 심각한 위해성을 경고하고 있습니다.

식품첨가물 또한 유전자조작식품 못지않게 논란이 되고 있습니다. 식품첨가물은 식품을 만들거나 가공할 때 부패를 막고 색과 모양을 좋게 하기 위해 첨가하는 화학물질을 가리킵니다. 식품과 함께 섭취되므로 몸에 해롭지 않고 오랜 기간 섭취해도 몸에 전혀 무리가 없어야 하지만 실제로는 안전성을 의심 받고 있습니다.

:: 식품첨가물의 종류

방부제

- 종류 : 소르빈산 칼륨, 벤조산나트륨, 살리실산, 데히드로초산나트륨
- 기능 : 세균류의 성장을 억제 또는 방지
- 사용 식품 : 치즈, 초콜릿, 음료수, 칵테일, 고추장, 자장면, 마가린, 빵, 어육, 단무지, 케첩, 발효유, 유산균, 오이지, 어묵, 햄, 간장
- 부작용 : 아소산과 반응하여 중추신경마비, 출혈성 위염, 간에 악영향, 발암성, 염색체 이상, 눈, 피부 점막을 자극

감미료

- 종류 : 둘신, 사이클레메이트, 사카린, 나트륨
- 기능 : 단맛을 내며 설탕의 수백 배 효과를 낸다.
- 사용 식품 : 청량음료, 간장, 과자, 빙과류
- 부작용 : 소화기, 콩팥장애, 발암성, 흰쥐 경구에 투여하면 뇌등에 중상, 자궁암, 방광암, 토끼의 경구에 투여하여 골격 이상 등을 발견함.

화학조미료

- 종류 : MSG, 글루타민산나트륨
- 기능 : 식품에 존재하지 않던 맛을 내거나 기존의 맛을 더욱 강하게 바꾼다.
- 사용 식품 : 과자, 통조림, 음료수, 카라멜, 다시마, 맛소금, 다시다, 감치미

- 부작용 : 중국음식증후군(중국음식을 먹고 나면 나타나는 증상 때문에 붙여진 이름으로 얼굴경직, 가슴 압박감, 불쾌감을 일으킴), 어린이 뇌손상, 천식, 우울증, 현기증, 손발저림, 두통, 어린이 입의 신경세포 파괴 등을 일으킬 수 있다.

착색제

- 종류 : 타르색소
- 기능 : 소비욕구 충족을 위해 색을 내게 한다.
- 사용 식품 : 치즈, 버터, 아이스크림, 과자류, 캔디, 소시지, 통조림, 푸딩
- 부작용 : 간, 혈액, 콩팥 장애, 발암성

발색제

- 종류 : 아질산 나트륨, 아초산 나트륨
- 기능 : 색을 선명하게 한다.
- 사용 식품 : 햄, 소시지, 어류제품
- 부작용 : 빈혈증, 호흡기는 악화, 급성 구토, 발한, 의식 불명, 간장암 유발

팽창제

- 종류 : 명반, D-주석산수소칼륨 등
- 기능 : 빵이나 과자를 부풀린다.
- 사용 식품 : 빵, 비스켓, 초콜릿
- 부작용 : 카드뮴, 납 등의 중금속 함량이 높다.

산화방지제

- 종류 : 부틸히드록시아니졸(BHA), 부틸히드록시톨류엔(BHT) 등
- 기능 : 지방성 식품과 탄수화물식품의 변색을 방지한다.
- 사용 식품 : 크래커, 수프, 쇼트닝, 주스 등
- 부작용 : 콜레스테롤 상승, 호르몬제에서 발암성 유발, 유전자 손상, 염색체 이동, 흰쥐 체중 저하, 신생아 무뇌증 사례

표백제

- 종류 : 아황산나트륨
- 기능 : 색깔을 희게 한다.
- 사용 식품 : 과자, 빵, 빙과류
- 부작용 : 순환기 장애, 위점막자극, 천식유발, 호흡기 점막, 눈 자극, 유전자의 손상, 염색체 이상

살균제 ; 표백분과 고도 표백분, 차아염소산나트륨

- 기능 : 어육제품을 살균하는 데 사용한다.
- 사용 식품 : 두부, 어육제품, 햄, 소시지
- 부작용 : 피부염, 고환 위축, 발암성

지방과 고밀도콜레스테롤을 적절히 섭취한다

현대인은 지방을 과잉 섭취하는 경향이 있습니다만 일정량의 지방은 반드시 섭취할 필요가 있습니다. 만일 우리 몸에 지방이 부족하다면 어떻게 될까요? 우선 체온이 유지될 수 없습니다. 지방이 심장에서 발생한 체온을 유지시키는 역할을 하기 때문입니다.

각각의 장기에는 기름막이 있는데, 이 또한 장기의 온도를 유지하는 역할을 합니다. 우리 몸의 온도는 생명과 밀접히 관련됩니다. 예전에 핵약의 원료로 핵오리를 키운 적이 있는데, 한국에서 키우려니 원가가 높아서 사람을 시켜 백두산에서 인삼을 먹이면서 키워 보았습니다. 30마리 정도를 키웠는데 그해 겨울에 10여 마리가 얼어 죽었습니다. 깜짝 놀란 농부는 나머지 오리를 자신이 자던 방에서 키웠습니다. 볏짚을 깔고 군불을 때면서 겨울을 보낸 것입니다. 그 때 10마리가 죽은 것은 고농축의 약재사료를 먹고 몸속의 지방이 분해되었기 때문입니다. 유황을 많이 먹인 유황오리도 물에 넣으면 뜨지 못하고 빠져 죽습니다. 모두 기름기가 빠져서 생기는 일들입니다.

지방 중에서도 특히 우리 몸에 유익한 성분이 있는데, 바로 불포화 지방산과 고밀도콜레스테롤입니다. 식물성 식품과 생선류 등에 다량 함유되어 있는 불포화 지방산은 오메가-3계와 오메가-6계 지방산을 함유하고 있습니다. 오메가-3 과 오메가-6 지방산은 체내에서 합성되지 않고 반드시 식품의 섭취를 통하여 공급받아야 하기에 필수지방산이라고 합니다. 필수지방산은 근육수축을 조절하고 정상혈압을 유지합니다. 또한 신경을 자극하고 전달하거나 소화효소 분비조절에 관여하는 등 체내에서 매우 중요한 역할을 합니다. 필수지방산은 대두유, 옥수수 유, 땅콩 등 천연 식물기름에 많이 포함되어 있습니다.

고밀도콜레스테롤은 저밀도콜레스테롤에 의해 오염된 혈액을 정화시키는 역할을 합니다. 식물성기름을 섭취함으로써 동물성기름이 일으킨 문제를 해결하는 것입니다.

불포화지방산과 식물성 기름을 올바로 섭취한다

혈액을 맑게 하는 중요한 포인트가 되는 불포화지방산과 식물성기름은 어떻게 섭취해야 할까요? 우리는 평상시에 식용유나 올리브유, 참기름, 들기름 등을 식재료로 쓰기 때문에 식물성기름을 충분히 섭취하고 있다고 생각하기 쉽습니다. 하지만 이것은 잘못된 상식입니다. 우리 몸에서 암과 성인병을 일으키는 활성산소는 산화된 식품을 섭취할 때 증가하게 됩니다. 그런데 우리가 쉽게 접하는 각종 식물성 기름은 공기와 접촉하거나 열을 가하면 쉽게 산화됩니다. 따라서 활성산소를 예방하려면 기름이 산패되지 않도록 해야 합니다. 되도록 튀기거나 지나치게 열을 가하지 않도록 하고, 기름을 써서 만든 요리는 공기와 오래 접촉하지 않도록 바로 먹는 것이 좋습니다.

가장 안전하게 식물성기름을 섭취하는 방법은 자연 그대로의 식품의 상태로 섭취하면 됩니다. 즉, 기름의 원료가 되는 콩류나 곡물류를 자주 직접 섭취하는 것입니다. 또한 불포화지방산의 섭취는 의외로 간단합니다. 참치, 고등어 등의 등 푸른 생선을 섭취하면 됩니다.

:: **암을 예방하는 식생활**

• 육류를 너무 많이 먹지 않는다.

• 성장촉진제와 항생제를 투여한 고기를 먹지 않는다.

• 유전자조작식품(GMO)을 먹지 않는다.

• 식품첨가물이 첨가된 음식을 먹지 않는다.

• 음식을 익혀 먹을 경우, 불에 굽는 것보다 삶거나 찌도록 한다.

• 마늘이나 올리고당으로 양념을 한다.

• 동물성 기름을 멀리 하고 식물성 기름을 섭취한다.

• 고밀도콜레스테롤이 함유된 등푸른생선을 자주 먹는다.

• 발연점이 낮은 올리브유는 가열하지 말고 샐러드나 비빔밥에 넣어 먹는다.

4
약이 되는 식품과
즐겁게 살자

암세포 복제를 차단하는 홍화씨

홍화는 붉은 홍(紅)에 꽃 화(花)를 써서 홍화인데 일찍이 이집트 시대부터 옷감에 색을 내는 염료로 쓰여왔습니다. 홍화씨에는 미량의 유기백금성분이 함유되어 있어, 부러진 뼈를 붙이는 데 특효가 있습니다. 뿐만 아니라 뼈와 근육의 힘을 강하게 하여 어린 아이들의 성장에 큰 도움이 됩니다. 홍화씨를 어릴 때부터 장복하면 누구나 항우장사처럼 될 수 있습니다.

부러진 뼈를 붙이는데 효과가 있다는 것을 세상에 알린 인산 김일훈 선생님은 홍화씨에 들어 있는 백금성분에 대해 다음과 같이 말씀하셨습니다.

"놓아서 기르는 닭의 알은 껍데기에 석회질이 흰자위 무게의 36분의 1 정도 있습니다. 그래서 하루 저녁에 두꺼운 껍데기가 됩니다. 그런데 그것이 접착제가 되려면 백금이 필요합니다. 백금성분은 계란 흰자위에 3,600분의 1만큼 있는데, 홍화씨 속에는 360분의 1이 있습니다. 계란흰자위 보다 10배가 더 많은 것입니다. 이 백금이 부러진 뼈를 붙이는 신약인 것입니다."

많은 부모들이 아이들의 성장에 멸치와 우유가 가장 좋다고 생각합니다. 그리고 보조제로 칼슘이 함유된 건강식품을 복용시킵니다. 그런데 칼슘은 우리 몸에 잘 흡수되지 않는다는 사실을 아는 부모는 많지 않습니다. 칼슘은 뼈를 이루는 성분으로 바뀌기도 전에 대부분 몸 밖으로 빠져 나갑니다.

그러나 홍화씨에 함유된 백금성분은 그렇지 않습니다. 섭취하자마자 뼈로 흡수됩니다. 그래서 뼈가 부러졌을 때 복용하면 하루 혹은 길어도 3일 안에 뼈가 다시 붙습니다. 성인 여성의 경우 홍화씨를 장복하면 골다공증이 생기질 않습니다. 혹은 골다공증이 있다가도 금방 없어집니다. 또한 홍화씨에는 천연토코페롤과 비타민E가 지구상에 있는 어떠한 식물보다도 많이 함유되어 있습니다. 이를 장복할 경우 노화예방에 확실한 효과가 있습니다.

2500여 년 전에 쓰인 《부모은중경》에 보면 아이가 태내에 있을 때 어머니의 피와 살로 자신의 몸을 만드는 과정이 상세히 나옵니다. 어머니의 뼈가 어떻게 비어가는지 상세히 설명합니다. 이처럼 월경이나 출산 등을 겪는 여성들은 남성에 비해 뼈가 쉽게 약해지고 골다공증이 생깁니다.

홍화씨의 백금성분은 뼈뿐만 아니라 항암작용에도 관여합니다. 양방에서 항암제로 쓰이는 백금은 홍화씨처럼 먹을 수 있는 유기백금 성분이 아닌 금속성분으로 독성이 강합니다. 이것을 먹을 수 있게 만든 것이 백금화합물 항암제로, 내성이 강한 암이나 치료가 어려운 암에 쓰이고 있습니다. 백금 항암제는 암세포의 DNA에 직접 작용하여 암세포의 복제를 차단, 암세포를 제거합니다. 암세포는 강한 마이너스(−) 성향이고 백금은 전도율이 가장 높은 플러스(+) 성향입니다. 그래서 유기백금이든 백금유래 항암제든 일단 몸 안에 들어오면 자석처럼 암세포 쪽으로 가게 됩니다.

그런데 아무 홍화씨나 먹는다고 뼈가 단단해지고 근골이 튼튼해지는 것은 아닙니다. 반드시 토종이어야 합니다. 토종 홍화씨의 약효는 중국산의 40배, 미국산의 100배로 큰 차이가 납니다.

간을 살리는 다슬기

암을 고치는 원리에서도 말했듯이 암 치료에 있어 간 기능은 절대적으로 중요합니다. 중병일수록 간이 살아야 사람이 살 수 있다는 뜻입니다. 다슬기를 오래 고으면 바닷물보다 더 파란색 물이 생깁니다. 파란색의 다슬기가 간장을 돕는 역할을 합니다. 다슬기 알맹이는 위장과 신장을 돕고, 껍질은 간을 도우며 구역질을 멈추게 합니다. 다슬기의 효과는 술을 많이 마신 다음날 해장국을 끓여 먹어보면 금방 알 수 있습니다. 다슬기 해장국을 먹으면 숙취가 빨리 풀리고 피로도 금방 가십니다. 웬만한 간장 질환은 다슬기로도 개선이나 치료가 가능합니다. 간경화로 인해 생기는 복수에도 다슬기는 효험이 있습니다. 또한 간을 도우면서 소변이 잘 통하게 하기 때문에 이뇨제처럼 부작용이 없습니다. 다슬기는 항암치료시 간 기능을 보호하는 데 없어서는 안 될 좋은 약입니다. 특히 핵약에 의한 항암치료시 다슬기를 함께 쓰면 체력이 강해지고 면역력도 생겨 순탄한 치료효과를 낼 수 있습니다.

다슬기의 간을 보호하는 능력은 웅담과 비교해도 결코 뒤처지지 않습니다. 예전에 스승님은 다슬기기름을 내면 100년 묵은 웅담과 효력이 맞먹는다고까지 하였습니다. 저는 그 소리를 들자마자 다슬기 20kg을 구해서 다슬기기름을 만들어보았습니다. 그 방법은 다음과 같았습니다.

- 항아리 두 개를 준비하여 아랫 쪽 항아리를 반쯤 땅에 묻고 윗 쪽 항아리에 다슬기를 넣은 후, 광목천으로 막아서 위쪽 항아리의 다슬기가 쏟아지지 않게 한다.
- 아래쪽 항아리와 위쪽 항아리의 주둥이를 맞춘 뒤에 새끼줄로 두 항아리를 두른 다음, 찰흙을 잘 반죽하여 두 항아리에 두껍게 바른다.
- 항아리 위쪽에 왕겨 아홉 가마니를 쌓아놓고 불을 붙인다.
- 그렇게 일주일을 태워 왕겨가 모두 타고 나면 아래 항아리에서 다슬기 기름을 얻을 수 있다.

아홉 가마니의 왕겨를 얻어야 했으므로 추수가 끝난 저희 시골의 휴경논을 선택해서 기름을 냈습니다. 그런데 결과는 실패였습니다. 다슬기에서 석유 썩은 냄새와 같은 악취가 나는 것이었습니다. 알고 보니 항아리 표면에 바른 찰흙이 고온의 왕겨불을 견디지 못하고 갈라지는 바람에 항아리 안으로 화덕 냄새가 들어간 것이었습니다. 저는 다시 다슬기를 사서 이번에는 찰흙을 더욱 잘 반죽하고, 바르는 두께도 20cm 정도로 했습니다. 왕겨도 한꺼번에 아홉 가마니를 다 태우지 않고 세 가마씩 나누어서 태웠습니다. 이렇게 만전을 기한 후 기름을 냈지만 또 실패했고, 시골의 동네 어르신들께 논을 다 망쳐놓는다고 꾸중을 들어야 했습니다. 하지만 이러한 시행착오 끝에 결국 안정적으로 다슬기기름을 내는 데 성공하였습니다. 과연 다슬기기름은 간병에 탁월한 효과가 있었습니다.

다슬기는 강원도 춘천이나 경남 함양, 하동 일대의 다슬기처럼 흐르는 맑은 물에 사는 것이 좋지만 양이 그리 많지 않습니다. 시중에서 파는 다슬기는 댐이나 호수의 바닥에 있는 것을 포크레인 등으로 대량 채취한 것이 대부분입니다. 그러므로 시중에서 다슬기를 구입할 경우, 여러 번에 걸쳐서 깨끗한 물로 씻되 흙탕물이 안 나올 때까지 꼭 씻어서 사용해야 합니다.

미국 의사들도 인정한 최고의 해독식품, 유황오리

유황오리는 해독작용이 있고 양기를 북돋우는 식품으로 알려져 있습니다. 그런데 유황오리의 이러한 효능은 오리가 아닌 유황의 작용입니다. 유황오리에서 오리는 광석물 유황의 독을 중화시키는, 궁합 잘 맞는 파트너입니다.

최상의 보양식품인 유황오리를 이해하기 위해서는 먼저 유황을 이해해야 합니다. 미국 오하이오 주립대학의 실험에 의하면 유황은 각종 암을 유발시키는 히드록시 레디칼의 공격으로부터 DNA를 보호해주는 글루타티온을 증강시키는 것으로 드러났습니다. 또한 세포를 활성화하고 종양을 괴멸시키는 면역세포 TNF를 증강시킨다는 것도 밝혀냈습니다. 뿐만 아니라 몸에 좋은 김치, 된장, 간장, 치즈, 요구르트 등도 유황 아미노산인 메치오닌에 의해 발효된다는 것도 밝혀졌습니다.

미국을 비롯한 여러 나라의 대체의학 병원에서는 유황을 항암제, 염증치료제, 통증완화제, 류마티스 치료제, 우울증치료제로 다양하게 사용하고 있습니다. 또한 유명한 영양학자 칼 파이퍼 박사와 C.미첼 박사도 유황이 생체에 필수영양소이며 생체정화 및 해독에 탁월한 효능이 있다고 말했습니다.

이러한 엄청난 위력을 가진 유황은 우리 인체를 구성하는 생체원소 14종 중 8번째로 큰 비율을 차지하고 있습니다. 유황은 우리 몸의 뼈나 피부, 머리카락에 많이 분포되어 있습니다. 인체에 유황성분이 부족해지면 뼈가 약해지고 피부가 각질화되며 머리가 잘 빠지게 됩니다.

우리나라 사람뿐만 아니라 온천욕을 즐기는 세계 어느 나라 사람이라도 온천하면 유황온천을 생각합니다. 유황온천욕을 하면 유황아미노산 시스테인이 피부에 누적된 유해물질을 정화, 해독시켜줍니다.

피부의 탄력성을 유지시켜 주는 것으로 콜라겐이 있는데, 유황성분은 이 콜라겐 분자에 직접 관여하는 효소를 구성하는 여러 아미노산을 붙들어 주는 역할을 하므로 뷰티미네랄이라고 불리기도 합니다.

이처럼 유황은 우리 몸에 필수불가결의 요소이며 옛날에는 불로장생의 꿈이 담긴 금단의 주원료였습니다. 그러나 독성이 있는 유황을 섭취하기 위해서는 중화제가 필요했는데, 그것이 바로 오리입니다. 오리에게 유황을 먹여서 키운 다음 오리를 먹으면 독이 없이 유황을 섭취하게 됩니다.

제대로 된 유황오리를 만들려면 유황의 섭취량을 늘리기 위해 사료 대신 보리밥을 먹여야 합니다. 이렇게 1년 정도 키우면 피부도 빨갛게 되고 힘줄도 강해집니다. 그리고 유황오리라고 불릴 만한 보양효과와 해독효과를 갖게 됩니다.

자연이 선사한 천연 방부제, 옻닭

대학에 진학할 무렵 옻나무를 잘못 만져서 옻을 탄 적이 있습니다. 병원에 가서 링겔을 두 번이나 맞아도 가라앉질 않고 10일이 넘게 고생을 하였습니다. 그런데 친구들이 맥주를 한 잔하러 가자기에 따라가서 튀긴 닭에 맥주를 마셨더니 그날로 발진이 없어지고 가려움증도 씻은 듯이 사라졌습니다. 나중에 의학을 하면서 닭이 옻의 중화제 역할을 한다는 것을 알았습니다.

유황오리의 유황과 마찬가지로 옻닭에서 옻은 약이 되는 식품입니다. 옻닭은 약이 되는 옻을 중화하여 섭취하기 위한 음식입니다.

옻은 천연 방부제이자 천연 항암제입니다. 옻독에 의해 사멸된 암균은 재발하지 않습니다. 이독공독 편에서도 말했듯이 한방에서는 옻을 건칠 혹은 건칠피라고 하여 어혈약과 항종양제로 사용해왔습니다. 옻은 배합하여 사용하는 방법에 따라 심장, 간장, 위장, 폐, 자궁, 골수, 신장, 근골 등에 골고루 작용합니다. 특히 닭과 함께 푹 삶아서 자주 섭취하면 잔병치레를 없애고 속병을 깨끗이 낫게 합니다. 또한 암환자에게도 옻닭은 유황오리와 더불어 훌륭한 치료제입니다. 옻에 함유된 '우루시울'이라는 성분이 강력한 항암효과를 갖고 있어 재발과 전이를 방지하는 역할을 합니다.

암독과 옻독이 어느 쪽이 더 강할까요? 저는 옻독이 더 강하다고 봅니다. 피부발진을 일으키는 옻산 등 몇몇 반작용만 제거하면 이 강한 독은 우리 몸의 영약으로 손색이 없습니다.

죽어가는 목숨도 살리는 산삼

구름이 모이면 비가 오고 낙엽이 지면 겨울이 오듯이 옛 의성들은 인체에 나타나는 작은 현상을 가벼이 여기지 않고 병이 되기 전에 미리 다스렸습니다. 또한 후손들을 위해 산속에 많은 산삼씨를 뿌려놓았습니다

무가지보(無價之寶)의 3대영약인 산삼, 사향, 웅담 중에서도 산삼은 단연 으뜸입니다.

산삼의 주성분은 진세노사이드라 불리는 사포닌으로 세포재생과 간기능 회복, 성인병 예방 및 개선, 항암작용 등에 탁월한 효능이 검증되고 있습니다. 일반적으로 산삼이라고 하면 기사회생의 영약으로 알려져 있습니다. 숨이 막 넘어가는 환자가 산삼을 먹고 다시 살아나서 수십 년을 더 살았다는 이야기도 어렵지 않게 들을 수 있습니다. 산삼을 먹고 나병을 고쳤다는 사람도 있고 당뇨병, 고혈압, 간경화 등을 고쳤다는 얘기도 있습니다. 산삼을 먹으면 평생 추위를 타지 않아 겨울철에도 추위를 모르고, 눈이 밝아져서 안경을 쓰던 사람이 안경을 벗는다고 합니다. 산삼을 먹으면 몸에 열이 나서 화끈거리거나 맥이 빠져 나른해지고 의식이 희미해지거나 황홀한 기분이 드는 등의 증세가 나타나기도 하는데 이를 명현반응이라고 합니다.

하지만 이러한 기이한 이야기나 반응은 산삼 중에 최고인 천종산삼을 먹었을 때만 일어납니다.

한방의 오랜 역사와 본인의 임상 경험에 비추어 볼 때 인체의 중심이자 사람의 마음을 주관하는 심장은 산삼만이 유일하게 치료할 수 있고, 기타 어떠한 영약도 완전회복이 불가능합니다. 그래서 심마니가 산삼을 캐면 "심(心)봤다"라고 외치는 것입니다. 산삼은 사향과 만나면 최고의 심장약이자 중풍치료약이 되고, 웅담과 만나면 최고의 당뇨치료약이자 간장약, 위장약이 됩니다. 녹용과 만나면 최고의 신장약이자 정력제가 됩니다. 산삼이 웅담과 사향을 만나면 모든 혈관내의 혈전을 분해하고 몸속의 독소를 풀어내어 신경을 회복시킵니다. 이것이야말로 성인병을 예방, 치료하고 노화되어 가는 인체조직을 복구하는 최고의 신약입니다.

저는 산삼을 종종 암과 난치병 치료에 보조적으로 사용하는데, 주로 심부전, 골수암, 폐암, 위암, 유방암 등에 보조적인 작용을 합니다. 특히 폐암과 유방암에 많은 도움이 됩니다. 산삼은 한국에서는 가격이 비싸고 필요할 때 손쉽게 구하여 쓰기가 힘든 반면 중국에서는 백두산 일대의 장백, 통화 등지에서 매년 많은 양이 나오고, 천종이 아닌 경우 가격도 저렴해서 어려움이 없습니다.

죽염은 소금이 아니라 항암식품이다

요즘 모 대기업에서 죽염치약이 나옵니다. 실제로 죽염을 치약 대신 사용하면 잇몸 건강이나 치주질환에 탁월한 효능이 있습니다. 몇 달만 쓰면 이가 시리고 잇몸이 붓는 등 잘 낫지 않는 만성 질환도 저절로 낫습니다. 죽염과 송진을 잘 배합하여 치약을 만들면 그 효과는 몇 십 배 상승합니다.

약 15년 전에 한국에서 있었던 일입니다. 어떤 발명가가 죽염과 송진을 이용해서 잇몸 및 치주질환 치료제를 의약부외품인 외용 연고로 개발하였는데, 몇몇 약대와 치대를 통해 약리 연구와 임상연구를 하던 중에 놀랄 만한 일이 벌어졌습니다. 너무 효과가 탁월한 탓에 고민 끝에 개발을 중단한 것입니다. 이 연고가 의약품이나 의약부외품으로 상품화되면 많은 치과가 문을 닫게 될 것이 예상되었기 때문입니다. 저는 아이들이 치과에 가는 것을 보면 지금도 가끔씩 그때 일이 생각납니다. 때로 너무 앞서가는 것은 세상에 맞지 않을 수도 있습니다.

죽염을 처음 개발한 인산 선생님은 인류의 건강을 위해 태평양 물이 다 마를 때까지 사용할 수 있다는 큰 뜻을 가지고 죽염을 만들었습니다. 헌데 죽염은 짜다는 최면술에 걸려 있어서 쉽게 받아들여지지가 않습니다. 1990년대 초반에 어느 죽염 제조회사에서 미국 하버드의대에 의뢰해 죽염의 섭취용량을 테스트한 적이 있습니다. 결과는 놀라웠습니다. 비록 쥐 실험을 통한 결과의 유추였지만 상식적으로 이해가 되지 않을 정도로 많은 용량을 섭취해도 아무런 문제가 생기지 않았습니다. 사람이 섭취할 경우에도 하루 150g정도는 문제가 없다는 결론이 나왔습니다.

왜 이런 결과가 나왔을까요? 저는 소금에 대한 이해에 차이가 있기 때문이라고 생각합니다. 우리가 인체에 유해하다고 이야기하는 소금은 유럽이나 미국을 거쳐 전 세계가 사용하고 있는 염화나트륨, 즉 화학부산물 정제염입니다. 정제염은 일정 이상 섭취하면 반드시 인체에 독으로 작용하게 됩니다. 우리나라의 위암발생률이나 사망률이 가장 높은 것은 지나치게 짜게 먹는 것과 밀접한 관계가 있는데, 천일염이 정제염으로 바뀌었기 때문입니다.

정제염은 짠맛이 난다는 것만 빼면 천일염과 상당한 차이가 있습니다. 천일염은 인체에 유익한 미네랄을 충분히 함유하고 있습니다. 히가 교수와 지넨 소장의 공저 〈소생해염의 경이〉를 보면 쉽게 이해할 수 있습니다.

양질의 소금이야말로 건강에 필수적이다. 해염(천일염)에는 짠맛의 염화나트륨이 86퍼센트, 마그네슘, 칼슘, 칼륨 등 소량 원소를 비롯하여 철, 구리, 아연, 세륨, 코발트, 백금, 금, 은 등 미량 또는 극미량 원소가 확인된 것만도 80여 종에 달하고 그 중량비는 14퍼센트에 이른다. 환자에게 주사하는 링거액은 바닷물을 4분의 1로 희석한 것(태고의 해수 농도)과 같은데, 사람의 체액(혈액 및 림프액)성분과 거의 일치한다. 태아를 보호하고 있는 양수(羊水)도 마찬가지이다.

미국 UCLA대학교의 자크 레프 교수가 발표한 《화학소금은 독이다》라는 저서는 정백염의 유해성을 밝혀 세계적 주목을 받고 있다. 그는 개구리의 심장을 절개하여 유리관을 연결, 바닷물을 4분의 1로 희석한 것과 같은 식염수를 주입하고 심전도를 관찰하였는데, 심장이 정상적으로 움직였다. 그런데 각종 원소가 제거된 정백염으로 만든 식염수를 주입하자 순식간에 심장이 멈추어 버렸다. 다시 이 정백염 식염수에 칼슘, 마그네슘, 칼륨 등 여러 가지 원소를 해수의 4분의 1 수준으로 첨가하니 멈추었던 심장이 다시 뛰기 시작하였다. 이 실험으로 정백염 식염수의 유해성이 입증되었고, 소량, 미량, 극미량의 원소가 고르게 함유된 천일염이야말로 생명유지는 물론 건강에 필수적이란 사실이 확인되었다.

출처 : 《소생해염의 경이》

그러므로 소금=천일염=죽염이란 등식은 성립하지 않습니다. 완전히 서로 다른 물질인 것입니다. 죽염은 천일염을 대나무와 황토를 이용하여 아홉 번 고온처리한 것입니다. 우리나라 서해안의 천일염은 미네랄 함량수치가 세계 최고입니다. 세계 어느 나라에도 우리 서해안과 같은 갯벌은 없습니다. 이러한 천혜의 조건 속에서 죽염이라는 최고의 건강식품이 나오게 된 것입니다. 잘 만들어진 죽염은 우리 몸에 필수불가결이라는 미네랄 덩어리 천일염을 기초로 한 새로운 물질의 재창조입니다.

죽염은 소금도 천일염도 아닙니다. 다만 천일염을 원료로 만들었기에 짠맛을 가지고 있지만 제조공법상 고온처리기술이 향상할수록 짠맛은 점점 단맛으로 변해가고 있는 실정입니다. 이렇게 소금과는 다르지만 짠맛을 가진 죽염을 섭취하면 우리 몸에는 어떤 변화가 일어날까요?

중국 병원에 임상 의뢰한 결과 죽염은 위장병에 뚜렷한 치료효과가 있고, 백혈구 수치를 높이며 강한 항염증작용을 합니다. 또한 혈액을 맑게 하며 혈당수치를 낮추어줍니다. 저는 이중에서도 특히 위장에 대한 효능과 항염증효과에 주로 주목합니다. 암환자는 치료과정에서 위장에 문제가 자주 발생합니다. 암치료과정에서 생긴 위장의 문제를 죽염을 이용하면 별 문제없이 해결할 수 있습니다. 또한 죽염은 암의 생존과 전이에 영향을 주는 염증을 미연에 방지하는 역할을 하는 훌륭한 항암식품입니다. 죽염의 짠맛을 이용하면 인체에 유해한 소금인 정백염 대신 사용이 가능합니다. 암환자의 모든 음식에 소금 대신 사용할 수 있으며, 죽염을 응용한 간장, 된장, 고추장도 있으므로 모든 요리나 음식에 편리하게 사용이 가능합니다.

혈액을 정화하는 생즙과 녹즙

암환자의 경우 혈액의 정화가 꼭 필요합니다. 혈액을 정화하기 위해서는 간의 부담을 줄이면서 청혈작용을 도와야 하는데 이

때 꼭 필요한 식품으로 생즙이나 녹즙을 꼽을 수 있습니다. 녹즙의 재료로 주로 쓰이는 양배추, 브로콜리, 돌미나리, 신선초 등은 십자화과 식물입니다. 십자화과 식물은 간에서 독소를 해독하는 효소를 만들 때 도움을 주기 때문에 자주 섭취하면 몸속에 쌓인 독소가 천천히 밖으로 빠져나갑니다. 십자화과 식물 중에는 항암 성분을 함유, 일정 정도 항암작용을 하는 식물이 있는데 케일과 브로콜리가 그것입니다.

케일에 풍부하게 함유된 카로티노이드는 강력한 항암성분으로 특히 후두암과 폐암의 원인인 니코틴을 없애줍니다. 또한 새로운 피를 만드는 조혈 작용과 해독 효과가 있으며 노폐물과 독성물질을 배출해 간장과 위장을 보호합니다.

또한 브로콜리는 타임지에서 선정한 10대 장수식품 중 하나로 항암효과가 뛰어나다고 알려져 있습니다. 이는 브로콜리에 함유된 설포라판이라는 강력한 항암성분 때문입니다. 브로콜리는 또한 레몬의 2배, 감자의 7배에 이를 만큼 풍부한 비타민 C를 함유하고 있으며 비타민 A와 비타민 $B_1 \cdot B_2$ 역시 시금치에 맞먹을 정도로 풍부합니다. 설포라판 성분의 항암작용과 더불어 브로콜리의 풍부한 식이섬유는 장 속의 유해물질을 흡착, 배출시킴으로써 몸속의 독소를 청소하고 대장암을 예방하는 작용을 하게 됩니다.

녹즙 이외에 항암작용을 하는 채소로는 당근이 있습니다. 당근은 베타카로틴 이 풍부한 식품으로 베타카로틴은 강력한 항산화제로 몸 속의 산화반응을 억제하고 암을 예방하는데 특히 폐의 암세포 발생을 억제합니다.

이밖에도 천연생즙은 아미노산, 광물질, 염류, 효소 비타민류 등 체내 대사에 필요한 요소들을 두루 갖추고 있습니다. 이러한 성분 중에 생즙의 가치를 가장 높이는 것은 효소입니다. 효소는 우리가 먹은 음식물을 제대로 영양화하도록 도와주는 촉매제입니다. 효소는 약 55도 정도의 온도가 가해지면 기능을 상실하게 됩니다. 그러므로 기름에 튀기거나 물에 끊이거나 불에 익히지 말아야 합니다. 천연생즙은 섬유소를 포함하고 있지 않으므로 효소가 여러 가지 영양성분을 최대한 많이 또 빨리 몸속에 흡수되게 합니다.

천연생즙의 효과를 높이려면 원료와 섭취방법을 잘 선택해야 합니다. 천연생즙은 성질이 차갑습니다. 그러므로 손발이 찬사람, 아랫배가 항상 찬 사람, 설사를 자주하는 사람이 아침에 일어나자마자 빈 속에 천연 생즙을 먹는 것은 좋지 않습니다. 아침 식사 전 공복에는 반드시 따뜻한 물이나 미지근한 물을 조금 먹고 몸을 움직인 후에 천연생즙을 섭취하는 것이 좋습니다. 혹은 식사할 때 함께 섭취해도 좋습니다. 이러한 섭취

방법은 비단 손, 발, 아랫배가 찬 사람뿐만 아니라 일반인에게
도 필요한 방법입니다. 왜냐하면 빈 속에 찬 것이 들어가면 위
장의 온도를 떨어뜨리고 원기를 저하시키기 때문입니다. 또 천
연생즙의 원료는 유기농을 써야 합니다. 유기농도 농약은 안
치더라도 제초제는 쓰므로 껍질이 있는 과일이나 채소는 껍질
을 두껍게 깎아버리고 섭취하는 것이 좋습니다.

5

내 안의 치유능력을 키우자

두려워하거나 허둥대면 못 고친다

앞에서도 말했지만 많은 사람들이 암 선고를 사형선고로 받아들이는데 그럴 필요가 없습니다. 암은 노력만 하면 얼마든지 치료할 수 있는 질병이기 때문입니다. 정신이 혼미하거나 거동이 불편한 정도만 아니면 정상적으로 식사를 할 수 있거나 움직이는 데 불편이 없다면 얼마든지 치료할 수 있습니다. 다만 여기에는 전제가 있는데 그것은 바로 마음가짐입니다. 한마디로 암을 두려워해서는 안 됩니다. 암에 걸렸다고 지레 겁을 먹고 자포자기해서도 안 되고, 허둥대는 것도 전혀 도움이 안 됩니다.

물론 암이라는 선고를 받고 담담하기는 쉽지 않습니다. 암에 걸렸다는 사실만으로도 버거운데 여러 가지 상황과 변수까지 고려해야 하니까요. 가족을 부양하는 문제, 자녀를 돌보는 문제, 직업 문제 등 생각해야 할 일들이 많을 것입니다. 또 다양한 치료법 중에서 자신의 상황에 맞는 치료법도 찾아야 하니 치료를 시작하기도 전에 골치가 아플 수도 있습니다. 하지만 그럴수록 마음을 굳게 먹고 강한 정신력과 의지로 대처해야 합니다.

저희 병원에서 투병을 하던 두 분의 암 환자가 떠오릅니다. 두 분 모두 암 확진을 받은 지 얼마 안 되었는데도 생활하는 모습이 예전과 다름이 없고 암을 두려워하거나 허둥대지도 않았습니다. 그 중 한 분은 주관이 매우 뚜렷한 환자였습니다. 초기에 양방과 함께 복합치료를 하자고 해도 거부하며 제 치료만 받았습니다. 그 분이 가족들에게 말하기를, 만일 치료가 잘 안돼서 암이 커지더라도 나는 그냥 내가 좋아하는 음식 먹고, 친구들 만나고, 가고 싶은 곳 다니면서 살다가 죽을 것이라고 하였습니다. 이런 초연하고 강한 정신력 덕분인지 이 분은 몇 달간의 치료로 암이 완치되었습니다.

다른 한 분은 핵약과 화학항암제 치료를 함께 받던 환자분이었습니다. 가족들이 제게 와서 이 환자분의 이야기를 해주는데, 혼자서 차를 몰고 나가기에 가족들이 어디 가냐고 하니까 오늘

항암치료를 받는 날이니 얼른 다녀오겠다고 하더랍니다. 항암제 치료를 받고 와서는 조금 끙끙 앓더니 금세 다시 일어나서 일을 했답니다. 이처럼 강한 정신력을 가지면 없던 운도 찾아옵니다. 치료방식을 떠나 어떤 환자들은 산으로 들어가서 혼자 매일매일 산야초를 먹으면서 생명을 연장하는 분들도 있는데 저는 찬성입니다. 이까짓 암은 의사들한테 맡겨도 별 수 없고 잘못하면 고생만 하니까 내가 고친다는 마음인 것이지요.

중국의 암환자들을 보면 정신력과 상관없이 초연한 것이 느껴집니다. 암에 걸린 환자나 보호자를 만나보면 그냥 죽을병이라 생각하고, 어쩌다 운이 좋으면 살수도 있다는 정도로 생각합니다. 그러다보니 아예 고친다는 생각을 잘 하지 않습니다. 죽음에 대해서도 상당히 초연합니다. 하지만 제가 말하는 두려워하지 않는 마음은 이런 마음은 아닙니다. 두려워하지 않는 마음에는 초연한 마음과 강한 의지 모두 있어야 합니다.

저는 거동하거나 식사하는 데 지장이 없는 분들에게는 천편일률적인 수술이나 화학항암제 치료를 권하지 않습니다. 천편일률적인 치료라는 것은 오직 화학항암제나 수술에 매달리는 방법을 말합니다. 물론 상황에 따라 꼭 수술을 해야 할 환자도 있습니다. 하지만 대부분의 경우 수술이나 화학항암치료 위주로는 완치를 기대하기가 힘이 듭니다. 특히나 위암, 대장암, 폐암, 간암 등의 고형암은 더욱 그러합니다. 그러므로 스스로 책을 읽거나 정보를 수집하고 경험도 듣고 해서 자신의 삶을 스스로 결정해야 합니다. 그리고 어떠한 방식이든지 결정을 하고 나면 흔들림 없이 꾸준히 치료를 해야 합니다

마음을 치유하면 기적이 일어난다

암을 두려워하지 않으려면 암에 대해 알아야 합니다. 암의 원인과 종류와 약점을 알아야 합니다. 저는 여기에 암의 마음까지 생각해보기를 권합니다. 암세포는 과연 어떤 마음을 가지고 있을까요? 우리가 암세포의 마음을 안다면 굳이 싸워야 할 이유가 없을지도 모릅니다.

암세포는 지나치게 지능적이며 욕심이 많고 이기적입니다. 또한 앞으로만 나아가려는 성향이 있습니다. 극도의 이기심으로 인해 암세포는 자신이 속해 있는 몸이 자신과 연결되어 있다는 사실을 망각합니다. 그래서 정상세포를 파괴하며 무한증식을 합니다. 그렇게 무한증식해서 자신이 속해있는 몸이 생명을 다하면 암세포 자신도 죽는다는 사실을 알지 못하는 것입니다.

저는 가끔 주위 사람들에게 말합니다. 만일 암세포에게 "네

가 무한증식해서 몸을 죽이면 너도 죽는다”는 사실을 알려주면 과연 암세포는 어떤 반응을 보일까 하고요. 이기심에 눈이 어두워 자신의 명을 재촉하는 암세포를 보고 있노라면 어쩌면 저렇게 인간을 닮았을까 하는 생각이 듭니다. 당연한 일이겠지요. 인간으로 인해, 인간을 통해 생긴 질병이니까요. 인간을 닮은 암세포라고 생각할 때마다 저는 측은지심이 듭니다. 만일 우리가 어려운 이웃이나 상처 받은 사람들을 어루만지듯 부드럽고 따뜻한 마음으로 대한다면 암세포의 돌연변이적 성향이 사라지지 않을까 생각하기도 합니다.

앞에서도 말했듯이 암은 전신의 질병입니다. 따라서 눈에 보이는 암세포만 상대해서는 결코 완치할 수 없습니다. 암을 완전히 물리치려면 암을 불러온 몸의 작용, 마음의 작용을 돌이켜 보아야 합니다. 왜 암이 생겼는지, 우리의 몸과 마음이 무엇을 경고하고자 암세포를 심었는지 깨닫고 진심으로 참회할 때 신유, 즉 신의 힘으로 질병이 낫는 기적과 같은 일이 일어납니다.

믿음과 기도, 수행력이 아무리 강해도 진정한 참회가 없으면 신유는 일어나지 않습니다. 종교에서 자신을 돌아보는 참회를 기도나 수행만큼이나 중요하게 여기는 까닭일 것입니다. 신유의 상태에서는 의심도 없고 마음이라 불리는 의식도 없습니다. 우리는 마음이라는 것을 잘못 알고 있습니다. 기계론자들이 주장하듯 인간의 마음은 사람마다 철저하게 독립적으로 분리된 것이 아닙니다. 그것은 습관에 의해 고착화된 의식일 뿐입니다. 각자가 경험하고 생각한 것들은 기억 속에 남을 뿐 마음에 담기지는 않습니다. 마찬가지로 우리의 마음에는 진리나 지혜가 머물 수 없습니다. 진리나 지혜는 기억 속에서만 존재할 뿐입니다. 기억 속의 진리나 지혜는 본래 존재하지 않는 것이므로 잠에서 깨어나 꿈이라는 것을 깨닫듯 사라지게 됩니다.

우리는 우리가 믿고 생각하는 것을 진리로 믿기 쉬운데, 이러한 생각으로는 모순이 풀리지 않습니다. 참된 진리에는 풀리지 않는 모순이 없습니다. 아니, 모순 자체가 없습니다. 진리 안에서는 나도 없고 너도 없고, 의식도 마음도 없습니다. 진리는 눈이나 귀나 생각에 의해 판단되지 않으며 있는 그대로의 모습으로 드러날 뿐입니다.

마음의 치유를 얻고 기적의 신유를 얻는 길, 그것은 진정한 참회와 함께 습관에 의해 고착화된 자아의 의식을 내려놓아야 이루어낼 수 있는 자신만의 길입니다. 영화 메트릭스가 생각납니다. 가상 현실은 존재하면서도 존재하지 않습니다. 가상현실이라고 알면 존재하지 않고 가상현실 속에 살면 가상현실은 존재합니다. 습관으로 만들어진 자신의 의식을 되돌아보고 내려놓는 일은 용기가 필요합니다. 그것은 진리와 지혜의 길이며 마음의 치유를 이루는 신유의 길이기도 합니다.

단전호흡으로 면역력을 키운다

단전호흡은 동적인 유산소 운동에 대비되는 정적인 운동이라고 할 수 있습니다. 여기서 말하는 단전호흡에는 요가, 명상, 기공, 도인술 등이 모두 포함됩니다. 원래 단전호흡은 조식이라고 해서 숨을 고른다는 의미가 있습니다. 마음을 가다듬고 의식을 단전 또는 한 곳에 집중한 후에 들숨과 날숨을 고르게 하는 것이 기본입니다. 단전호흡이나 명상은 주로 앉아서 하고 요가는 특정한 자세를 취하기도 하며, 기공은 호흡을 하면서 몸을 움직이고 도인술은 지금으로 치면 스트레칭과도 같습니다. 이러한 여러 유형의 정적인 운동은 오랜 세월에 걸쳐 심신을 안정시키고 마음의 수양에 도움이 되도록 고안되어 왔습니다.

옛사람들의 지혜가 함축되어 만들어진 단전호흡은 그 원리를 자연에 두고 있습니다. 주로 혈액의 흐름을 원활히 하여 마음을 안정시키고 신경과 내부 장기조직을 정상화시킵니다. 그러므로 꾸준히 단전호흡을 하게 되면 체력과 면역력이 증진되고 마음의 괴로움이나 번뇌가 줄어들게 되며 암환자의 경우 암 통증 등에 대한 저항력이 강해집니다.

단전호흡을 하면 왜 스트레스가 해소되며 모든 신경계가 정상화되고 미세혈관의 혈행장애가 개선되는지 뇌파의 변화를 통해서 설명해 보겠습니다.

사람의 뇌는 의식활동의 정도에 따라 각기 다른 뇌의 파장을 나타내며 또한 각기 다른 뇌피질 부위가 활성화됩니다.

예를 들어 수면시에는 &파(델타파: 0.5~3Hz), 졸음이 오는 몽롱한 상태에는 θ파(세타파: 4~7Hz), 정상적인 활동을 할 때는 β파(베타파: 14~30Hz) 등의 뇌파가 나타납니다. 인체가 일정한도의 스트레스를 받으면 다른 단계의 뇌파를 발생하게 되는데 그것이 바로 γ파, λ파, μ파입니다. 스트레스의 정도에 따라 γ파 → λ파 → μ파 순으로 진행됩니다.

뇌파가 γ, λ, μ파의 상태가 되면 부신피질에서 아드레날린의 분비량이 증가하여 심장박동과 호흡이 빨라지고 혈압이 상승되며 동공이 확대됩니다. 인체는 이런 아드레날린의 증가에 평형을 맞추기 위해 다량의 포도당을 혈액 속에 유입시키게 됩니다. 혈액 속의 포도당 유입량이 많아지면 또 다시 부신피질에서 스테로이드계 호르몬의 분비량이 증가하게 됩니다. 콜레스테를의 주요성분인 이 스테로이드계 호르몬은 에스트로겐의 분비를 저하, 골성장세포 기능을 저하시키게 됩니다. 이렇게 되면 뼈가 약화되고, 노화의 원인이 되는 체내 활성산소(프리래

디칼)가 증가하게 됩니다. 증가된 활성산소는 세포를 공격, 파괴, 변형시켜 변형유전자를 생성시킵니다.

　이런 스트레스를 효과적으로 해소시키는 방법에는 여러 가지가 있는데 단전호흡도 그 중 하나입니다. 단전호흡을 하면 뇌파는 가장 안정되고 평안한 상태인 알파(@)파 상태로 접어듭니다. 이 알파(@)파 상태가 부교감 신경에 자극을 가하면 호흡이 편안해지고, 심장박동수가 안정되며 각성 호르몬인 도파민이 두뇌의 A10 신경계를 원활히 흐르는 상태가 됩니다. 이런 알파(@)파는 스트레스에서 오는 인체의 악성불균형 상태를 차단 또는 방지하여 인체를 긍정적인 상태, 더 나아가서는 아주 편안한 상태로 이끌어 줍니다.

척추를 바로 세워야 몸이 산다, 기압법(氣壓法)

암환자를 포함해 현대인들이 건강을 되찾기 위해서 꼭 챙겨야 할 것 중의 하나가 면역력입니다. 면역력을 유지하고 증강시킨다면 웬만한 질병은 물론 암도 이겨낼 수 있습니다. 그런데 면역력을 지키기 위해서는 척추를 바로 세워야 합니다. 면역력과 척추가 무슨 상관이냐구요? 면역세포가 만들어지는 곳이 바로 골수이기 때문입니다. 골수가 정상적으로 활동하기 위해서는 뼈가 튼튼해야 합니다. 뼈 중에서도 척추가 가장 중요합니다. 척추는 우리 몸의 백두대간이기 때문입니다.

현대인의 척추질환은 계속 늘어가고 있습니다. 학생들은 많은 학습량과 운동부족으로 인해 척추가 휘는 척추측만증을 앓고, 직장인들은 컴퓨터 업무의 증가로 인해 목디스크가 자주 발생합니다. 현대인의 면역력이 척추에서부터 흔들리고 있는 것입니다.

이러한 척추의 문제를 간단한 노력으로 해결하는 방법이 바로 기압법입니다. 기압법은 방법이 간단해서 꾸준히만 하면 탁월한 효과를 볼 수 있습니다. 기압법은 말 그대로 자신의 몸에 압력 즉, 힘을 주는 방법입니다.

잠을 자기 전에 자세를 바르게 하고 앉아서 조용히 숨을 고릅니다. 처음에는 어깨와 가슴(갈비뼈 포함)에 최대한 힘을 주되 가슴이 앞으로 나올 정도로 힘을 줍니다. 이때 호흡은 힘을 주는 것에 따라 같이 힘을 주지 말고 최대한 자연스럽게 호흡합니다. 처음에는 이런 식으로 3분정도 하다가 차츰차츰 늘려서 15분이나 20분정도를 하면 됩니다. 기압법을 하다보면 가슴에 힘을 주게 되므로 간혹 갈비뼈나 등이 결리는 수가 있습니다. 이때에는 무리해서 계속 힘을 주지 말고 살짝 힘을 풀어서 이완시켜, 결리는 부위를 풀어준 다음 힘을 주도록 합니다. 이렇게 어깨와 가슴에 힘을 주면 갈비뼈와 척추뼈가 서서히 제자리를 찾아가게 됩니다. 갈비뼈와 척추뼈가 제자리를 찾으면 척추에 힘이 생기고 뼈 속의 진액인 골수의 유통이 원활해집니다. 그 결과 몸도 마음도 가벼워집니다.

어깨와 가슴에 힘을 주는 것이 익숙해지면 저절로 목, 허리, 아랫배, 손, 발까지 힘이 들어가는 것을 느낄 수 있습니다. 만일 발끝까지 힘이 들어간다면 전신에 힘이 들어간 것이 됩니다. 그러면 몸에 엄청난 압력의 힘이 생기게 됩니다. 정신은 점점 맑아지고 몸은 점점 가벼워지며 잡념이 일어나지 않게 됩니다. 제가 기압법을 해보니 무척 좋아서 주변에 친구들에게 자주 권했습니다. 친구들이 해보더니 잡념이 사라지고 정신이 맑아진다는 이야기를 많이 했습니다. 잡념이 사라지고 정신이 맑아지는 것은 척추와 갈비뼈가 제자리를 찾는 것의 영향입니다. 골수와 진액이 뇌에 충분한 영양을 공급하고 심장이 강해진 덕에 생기는 현상인 것입니다.

5장

암치료의 스승들

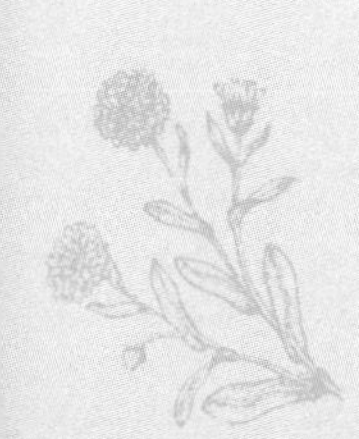

1

내가 만난
암치료의 대가들

암은 감기와 같다고 말한 인산 선생님

인산 김일훈 선생님은 현대 서양의학이나 동양의학과는 다른 제3의 의약학 체계를 개창하신 분입니다. 저는 1995년에 선생님의 의학적 관점을 정리, 편집하여 《종양학원론》이라는 책을 낸 적이 있습니다.

선생님이 사람의 몸을 보는 시각은 '인간은 소우주다'라는 동양의학적인 관점을 바탕으로 하고 있습니다. 그러나 여기에는 기존의 동양의학에서는 볼 수 없었던 고도의 자연철학이 배어 있습니다. 우주를 설명하실 때는 우주 생성의 시작과 별들의 생성과정, 발전과정을 이야기합니다. 태양의 생성과 지구의 생성, 자전과 공전주기를 설명합니다. 지구에 대해 논할 때는 지구 최초 생물의 발현과 발전과정을 설명합니다. 이러한 큰 지혜를 바탕으로 인간의 오장육부와 신경, 혈액 등 각 조직의 형성원리와 질병의 발생 원리를 꿰뚫고, 이를 바탕으로 각종 암과 난치병의 치료법을 세상에 공개하였습니다. 공간분자론, 색소론, 토성분자론, 영선론, 비선론 등이 그것들입니다.

어머니의 병환을 치료하기 위해 처음 선생님을 찾아 뵌 지가 올해로 22년이 지났습니다. 선생님을 마지막으로 뵌 것은 선화하시기 몇 개월 전인 1991년 10월 28일이었습니다. 그 해 10월 27일은 60년 만에 찾아오는 큰 길일이라고 해서 결혼식이 유난히 많았습니다. 선생님을 알고 지내던 전모 형도 그 날 결혼을 해서 저는 주모 형과 함께 진주병원에 입원해 계시던 선생님을 찾아뵈었습니다. 그날 한 가지 신비한 일화가 있었습니다. 진주에 도착하니 너무 시간이 늦어서 우리 일행은 다음날 아침에 선생님을 뵙기로 하고 잠이 들었습니다. 그런데 다음날 아침, 전모 형이 지난밤의 꿈 이야기를 해 주는 것이었습니다. 꿈에서 두 팔을 한껏 벌려야 안을 수 있는 큰 잉어를 품에 안았다는 것입니다. 저는 첫날 밤을 지내면서 꾼 꿈이니 태몽이 아니라 입태몽이라고 했습니다. 그러면서 "입태몽에 그렇게 큰 잉어라면 10개월 후엔 '10월 양태' 라는 말이 있듯이 용이 되겠네요. 큰 인물이 나오겠어요."라고 말하고는 형수님이나 주모형에게 는 아무 말을 하지 않았습니다. 그리고 오전 10시쯤에 선생님 께 문안을 갔는데, 우리가 병실 문을 열고 들어서는 순간 침대 에 앉아계시던 선생님께서 말씀하시는 것이었습니다. "홍걸이 너 이놈 좋은 꿈 꾸었구나." 홍걸은 전모 형의 이름입니다. 전 모 형과 저는 깜짝 놀라 숨이 막혀서 대답도 할 수 없었습니다. 그러자 선생님이 다시 한마디 하셨습니다. "이놈들 그걸 내가 어떻게 알았겠느냐?" 대답할 길이 없어서 묵묵부답인 우리를 보시곤 선생님은 재차 물으셨습니다. "이놈들, 이것을 내가 어 떻게 알았겠느냐?" 잠시 침묵이 흐른 끝에 저는 대답했습니다. "모르겠습니다." 그러자 선생님께서는 껄껄걸 웃으시며 말씀하 셨습니다. "너희 네 명이 문을 열고 들어서는데 홍걸이 네 가슴 부위에 큰 빛이 있더라. 너보다 백배 난 아이가 들어섰다."

그 후에 형수님은 배가 불러왔고, 선생님은 아이가 태어나기 전에 선화하셨습니다. 그런데 훗날 형수님 꿈에 현몽하시어 아 이의 이름을 '지형'이라 지으라고 하셨습니다. 형님 부부는 그 아이를 선생님이 현몽하여 일러준 대로 지형이라고 지었습니 다. 세월이 흘러 올해로 이 아이가 벌써 17살이 되었습니다.

그날 저는 선생님께 많은 가르침을 받을 수 있었는데 특히 정신세계에 대해 많이 여쭈었습니다. 선생님은 제 물음에 자세히 대답해 주시면서 "네가 요즘 머릿속에 떠오르는 게 있구나" 하셨고, 저는 "네, 요즘에 자연이나 사물을 보면 이치가 떠오릅니다."라고 대답했습니다. 실제로 당시에는 궁금한 의학이론이나 자연의 이치가 떠오르곤 했습니다. 선생님은 제게 단전에 뜸 뜨는 것을 5년 동안 계속 하라고 당부하시며 플라톤의 동굴의 비유를 들려주셨습니다. "네 공부는 아직 반은 동굴 안에 있고 동굴 밖이 있다는 것을 겨우 본 정도이다. 그래서 동굴 밖의 세상을 알지 못한다. 동굴 밖에는 네가 상상치 못하는 환희의 세상이 있다. 꾸준히 단전에 뜸을 떠서 5년을 채워라. 네가 눈을 감건 뜨건 밝음이 있고 밤낮을 가리지 않고 밝음이 있으면 통한 줄 알거라."

저는 우둔하여 이날 밤 선생님의 말씀이 마지막 가르침인 줄을 몰랐습니다. 너무나 많은 가르침과 이야기를 전해 주셨지만, 그 이야기는 때가 되면 밝힐 날이 있을 것입니다. 선생님은 16세부터 만주로 건너가 독립운동에 투신하셨고 이승만 정권 시절엔 백성욱 박사와 더불어 나라의 인재로서 대통령 비서를 지내셨으며, 죽어가는 사람을 구료하고 병고에 시달리는 인류를 위해 새로운 의약학 체계를 창조하여 비전을 제시하였습니다. 선생님은 이듬해인 1992년 5월 19일 선화하셨습니다.

인산 선생님과의 인연으로 종양학원론을 편집하다

1995년 여름, 저는 지리산 삼봉산 자락에 위치한 농장으로 내려갔습니다. 당시 저는 전혀 새로운 의학 이론과 임상체계를 가진 선생님의 의학을 발전시키기 위해서는 선생님의 의학을 체계적으로 정리하는 것이 시급하다는 생각으로 선생님이 생전 기거하시던 농장으로 내려갔습니다. 그런데 몇몇 동료와 후배들이 도움을 주겠다고 나섰습니다. 동료는 의학을 공부하고 있던 허남두, 이윤상, 윤재명이었고, 후배는 이진선이었습니다.

그들의 도움으로 저는 선생님의 이론과 임상을 정리하고 편집하여 《종양학원론》을 펴냈습니다. 당시 저는 정신이 맑았고 선생님의 가르침이 어느 정도 머릿속에 들어있었으므로 책을 만드는 데 그리 큰 어려움은 없었습니다.

저는 책을 구성하는 데 있어 동양의학의 최고 고전인 《황제내경》과 현대의서의 전개방식 등 두 가지 방식을 채택하였습니다. 1장에서는 서적의 발간 배경과 동기를 적었고, 2장은 의학 이론 편으로 세상에 처음 선보인 선생님의 의론을 정리하였습니다. 즉, 선생님 의학의 핵심인 색소론, 토성분자론, 영지선분자론, 염성론, 영천론, 비선론, 혈액론, 기선론, 십이뇌론, 유분론 등을 정리하고, 용어 해석이 잘 안 되는 부분에 주(注)를 달았습니다. 3장부터는 병인병기학, 진단예후학, 치료학, 약물학, 임상치료학 등을 서술, 편집하였습니다. 이 책이 만들어진 뒤인 1년 후에 선생님과 교류가 있었던 미국 코넬대학의 보건학 박사인 김모 선생님에게서 연락이 왔습니다. 이 책을 미국의 코넬대학에서 공동 명의로 출판하고, 제가 미국에 와서 강의를 하는 것이 어떻겠냐는 것이었습니다. 그러나 저는 정중히 거절했습니다. 여기에는 두 가지 이유가 있었습니다. 하나는 당시 제가 의학을 공부하는 학생 신분이었기 때문이고, 또 하나는 제가 인산선생님의 문장에 어느 정도 익숙해서 책을 편집하긴 했지만, 그 책의 내용에 대한 임상이 적고, 강의를 할 만큼 책의 내용을 명확하게 알지 못한다고 판단했습니다. 또한 명확히 모르는 것을 강의한다는 것은 있을 수 없는 일이라고 생각했습니다. 그러면서 언젠가 강의할 정도로 이 책의 내용에 밝으면 이 책을 후학들에게 꼭 강의를 해야겠다고 마음먹었습니다.

진맥으로 암맥을 잡는 한쑨핑 선생님

예전에 TV에서 중국 서안의 한 암병원을 취재한 적이 있었습니다. 이 병원에는 특이한 능력을 가진 의사가 있어 취재진을 놀라게 했습니다. 그의 능력은 암을 진맥으로 진단해내는 것이

었습니다. 취재진은 이 의사의 능력을 시험하기 위해 암환자를
데리고 가서 암환자라는 사실을 알리지 않고 진맥을 의뢰했습
니다. 그런데 정확히 어느 부위의 무슨 암이라고 진단을 해내
는 것이었습니다. 심지어 그는 놀랄 수도 있으니 환자에게는
말하지 말라고 당부하는 자상함까지 보였습니다.

한국의 한의학이 어떠한 형태로 발전하고 있는지는 잘 모르
겠지만 중국의 중의학은 양방과 더불어 국민들의 병을 치료하
는 최일선에 서 있습니다. 응급치료부터 난치병까지 모든 분야
의 병을 단독으로 혹은 양방과 결합하여 치료합니다. 중의병원
의 경우 규모가 큰 것은 1,200병상 정도 되고 양방이 아닌 중의
기술로 1년에 150만 명 정도의 환자를 치료합니다. 중국 의사들
에게 진단용 의료장비는 과학문명의 혜택일 뿐입니다. 중의사
와 양방의사가 모두가 사용하는 장비일 뿐 장비를 사용하는데
있어서 양·한방이라는 구분은 없습니다. 또 중의사는 전체 처
방의 50퍼센트 범위 내에서 양약을 처방할 수 있습니다. 현장
에서 10년을 넘게 경험한 저로서는 이러한 방식이 참으로 환자
를 위주로 하는 실용적인 의학이라고 생각합니다.

제가 이런 이야기를 장황하게 하는 것은 너무 부러워서 그렇
습니다. 예전에 인산 선생님도 미군정 시절에 이승만 대통령에
게 양·한방의 장점을 모아 의학을 발전시켜야 한다고 주창하

셨다가 당시 한국에 와있던 미국의 의료보건 담당자와 마찰이 생겼고, 이로 인해 계룡산으로 칩거하게 되었다고 합니다. 참으로 안타까운 일입니다.

저의 중국 스승님 중에 한쑨핑이란 분이 계셨습니다. 공자를 무척이나 존경했던 분인데 항상 날생강을 한 덩어리씩 드시곤 하셨습니다. 그러면서 공자 이후에 공자처럼 날생강을 평생 먹은 사람은 자신 밖에 없다며 농담 반 진담 반 자랑을 하셨습니다. 한쑨핑 선생님은 주로 암과 난치병 환자를 치료하셨는데 체력이 좋아서 아침 7시에 진료를 시작하면 식사도 거른 채 멀리서 온 환자를 다 볼 때까지 진료를 하셨습니다. 그게 보통 새벽 한 두시였습니다. 한쑨핑 선생님을 계속 따라다니며 배운 친구가 한 명 있는데, 선생님과 함께 진료하기 위해 항상 체력 단련을 해야 했습니다.

한쑨핑 선생님은 진맥에 달통한 분이셨습니다. 한방에서 진맥을 할 때 보통 좌우 6개 맥을 보게 되고 맥상은 26개이므로 잡아낼 수 있는 맥의 형태는 156개 정도입니다. 조선 최고의 명의인 유의태 선생님이나 어의들이 153개에서 155개 정도를 잡았다고 합니다. 그런데 한쑨핑 선생님은 좌우 6개 맥을 분화시켜서 1개 맥을 9등분하여 보셨습니다. 그러니 1,404개의 변화를 보신 것입니다. 예를 들어 심장병이다 하면 심전도에 나오는 모든 병명을 맥으로 잡아냅니다. 또한 자궁암이다 하면 자궁경부인지 난소인지 나팔관인지 또 왼쪽인지 오른쪽인지 추적이 가능합니다. 위장병이다 하면 위장 쪽인지 십이지장 쪽인지 위염인지 위궤양인지 역류성식도염인지 정확히 구분합니다. 이 맥을 배우면서 저는 자주 놀랐습니다. 의학을 배울 때 선생님들이나 선배들이 항상 하시는 말씀이 진맥은 만 명 정도 잡아야 손끝에 감이 온다고 하였습니다. 손끝에 감이 와야 맥을 구분하고 병을 추론한다는 것입니다. 한쑨핑 선생님의 경우 암맥 외에도 당뇨병, 고혈압, 심장병, 지방간, 경추병, 위장병, 전립선, 자궁병, 중풍, 피부병 등 맥으로 아주 정확하게 진단해 내셨습니다.

학력의 한계를 이기고 암치료의 명의가 된 왕 선생님

중국에서 의사가 되는 방법은 여러 가지가 있습니다. 가장 기본적이고 보편적인 길은 중의대나 의대를 졸업하고 인턴을 거친 후에 의사고시를 통과해서 의사가 되는 것입니다. 하지만 중국정부는 중의학의 경우 재야에 의술이 높은 사람들이 많고, 또 발굴되지 않은 기술이 존재한다고 인정하고 있습니다. 그래서 학교의 문턱에 가보지 못한 사람들도 의사가 될 수 있습니다. 전공이 의학이 아닌 사람, 간호학을 전공한 사람, 재야에서 특이한 의술을 가진 사람, 대대로 의학을 하였지만 정규 과정을 이수하지 않은 사람, 고등학교나 전문대를 졸업한 사람 등도 국가가 제공하는 프로그램에 따라 단계를 밟으면 의사 자격을 취득할 수 있습니다. 각각의 상황에 따라 시간의 차이는 있을 수 있지만 충분히 가능한 일입니다.

인구 13억이 넘는 중국도 인재와 기술을 중시하고 문을 열어놓는데, 우리나라는 조선시대부터 양반만이 기득권을 독점하는 악습이 남아있는 탓에 인재를 등용하는 방식이 너무 획일적이고 단순합니다. 참 안타까운 현실입니다. 우수한 인재야말로 우리나라가 가진 장점이라는 것을 위정자들이 빨리 직시하여 등용문을 넓히고 세계를 향해 나아갔으면 좋겠습니다.

중국에서 암전문의로 유명했던 왕 교수님은 학력이 거의 없지만 노력하여 명의가 된 경우입니다. 그는 어머니가 병환으로 고생하시는 것을 보고 의학에 뜻을 품었지만 집안이 가난하여 학교에 다닐 형편이 못 되었습니다. 군입대 후에야 국가의 프로그램에 따라 의사가 되는 과정을 모두 이수할 수 있었습니다.

중국은 암과 같은 난치병 분야에 대해서 군대병원이나 경찰병원의 실력이 대단합니다. 북경에서 알아주는 병원을 꼽으라면 301군병원, 302군병원, 306군병원, 무장경찰병원 등이고 대부분 1,000병상 좌우의 대형병원들입니다. 왕 교수님의 경우는 백두산에서 난 천연약재만 사용합니다. 백두산에서 나오는 약재는 대부분 자연산이고 효능도 뛰어납니다. 왕 교수님의 암 치료제는 한국에서 유명세를 탔던 천지산과 비슷하게 광석물을 법제한 것이 많은데 효과가 매우 탁월합니다. 교수님은 또한 암 환자를 치료할 때 '단기 집중투여'와 '다경로 투약' 그리고 '양·한방 복합치료'를 주창하여 임상에 응용하였는데, 수많은 암환자들이 이 방식을 통해 암을 완치하였습니다.

저는 왕 교수님과 5년여 간 교류를 하며 교수님의 암 치료약과 암 치료법을 연구하고 계승하였습니다. 특히 교수님의 '다경로 투약'에 대해 깊이 연구하여 암 치료에 응용한 결과 아주 높은 임상 치료율을 얻게 되었습니다. 참고로 '다경로 투약'이란 암과 같은 중병을 치료할 때 어느 한쪽 방면의 기전을 고집하여 일률적으로 치료제를 투약하는 대신 예상치 못한 발병요인이나 전이 등을 고려하여 다방면의 치료약을 투여하는 방식을 말합니다. 마치 융단폭격을 가하는 것과 같은데 화학항암제와 달리 인체에 특별한 부작용이 없으면서 백혈구 지수가 좋아지고 면역력이 상승하는 것이 특징입니다. 어느 특정 암에만 효과가 있는 것이 아니라 전반적으로 대부분의 암에 기적적인 효과가 있었습니다. 나중에는 교수님과 함께 치료한 암환자가 완치했다며 보내온 감사 편지가 수백 통이 넘기에 이르렀습니다.

당시 단기간 내에 완치가 되어 감사편지를 보낸 환자 중 제가 편지를 정리한 사람만 해도 150여 명이었습니다. 간암이 12명, 폐암이 20명, 대장암이 20명, 유방암이 20명, 위암이 14명, 자궁암, 난소암이 12명, 구강암이 3명, 식도암이 17명, 췌장암이 2명, 갑상선암이 5명, 인두암이 4명, 신장암이 5명, 전립선암이 1명, 악성임파선암이 6명, 백혈병이 1명, 뇌암이 3명, 골수암이 3명, 담도암이 2명, 신경모세포종이 1명 망막모세포종이 1명이었고 이중에 외국인도 있었는데 미국인 1명, 일본인 8명, 태국인 2명, 대만인 1명, 말레이시아인 1명이었습니다.

2
전설 속 명의(名醫)와의
일문일답

제자 요즘의 암과 예전의 암은 다릅니까?

스승 다르지. 60~70년 전에는 위암이 거의 없었어. 위암이 있어도 지금의 암(악성종양)과는 달랐어. 그 때는 고시양이라는 걸 끓인 물로 난황소금을 먹여서 위암을 고쳤거든. 헌데 요즘 암은 그것 가지고는 어림도 없어. 옛날 암은 화공약독이 없으니 또 음식물이나 먹는 물, 공기가 모두 무공해로 깨끗했으니까 고시양과 난황소금으로 고쳤는데, 지금은 이것 가지고는 안 되게 되었지.

제자 그러면 지금의 위암은 어떻게 고칩니까?

스승 지금이야 난황소금보다 100배 좋은 죽염이 있고 또 고시양보다 100배 더 좋은 마늘을 내가 밝혀놨잖아. 마늘은 내가 마지막으로 일러주는 거야. 무엇이고 가장 좋은 건 마지막에 일러주는 법이니까. 그러니까 지금 위암은 마늘하고 죽염을 앞세워서 고치면 돼.

제자 마늘이 왜 암에 좋습니까?

스승 지금은 암이든 당뇨든 영양을 보충하지 않고는 생명을 구할 수 없다. 해독하면서 영양을 보충하는 것이 내가 사람을 구하는 법이지. 새 피가 생기고 새 살이 생기고 새 뼈가 나오는데, 병이 안 물러가고 배기겠어? 거기에 꼭 필요한 것이 마늘이야. 마늘 속에는 혈정수, 육정수, 골정수가 들어 있어서 무슨 암이든 물리칠 수 있어.

제자 혈정수, 육정수, 골정수가 무엇입니까?

스승 바늘로 살을 찌르면 물이 나오지? 그게 살 속으로 다니는 육정수야. 신기하게 그 육정수가 마늘에 들어 있어. 골정수는 석회질이 뼈가 되지 않고 골수 속에 물로 따라다니는 거야. 서양인들이 석회질(각종 미네랄 성분을 함유한 광물질)은 아무리 먹어도 흡수가 안 된다고 하잖아? 골정수가 없어서 그래. 골정수가 없으면 석회질이 피 속에 수북해도 뼈가 되지 않아. 그리고 피 속에 들어있는 기름이 피로 넘어가기 전에 그 기름 속에 들어있는 수분이 혈정수인데, 이 혈정수가 없으면 기름(섭취하는 영양분 중에서 에너지로 바뀌어 소모되는 것을 제외하고 우리 몸의 세포를 이룰 수 있는 영양분)이 피가 되지 않아. 머리가 빈 박사들이 철분 많이 먹으면 빈혈이 없어진다고 하는데, 그건 철분이 모자라서 빈혈이 되는 게 아니고. 혈정수가 고갈돼서 그런 거야.

제자 그럼 마늘과 죽염은 어떻게 먹어야 합니까?

스승 요즘의 암을 치료할 때 화공약독을 풀어 내지 않고 사람을 살릴 길은 없다. 헌데 이 미개한 인간들은 병이 오기 전에 미리 대비하라고 일러주면 욕을 해. 마늘하고 죽염은 3:1 비율로 해야 하고 마늘은 잘 구워서 말려서 쓰도록 해. 쉬운 것 찾는 사람은 병 못 고쳐. 구워 먹으라고 하면 악착같이 먹어야지, 귀찮다고 하는 사람한테선 하늘도 돌아서고 말아.

제자 하지만 병원에서는 이런 좋은 것을 못 먹게 합니다.

스승 50살에 항암제 맞고 죽으면 얼마나 억울한가? 한창 일할 나이잖아. 배울 거 다 배웠고 경험도 어느 정도 쌓였고 쌀 한가

마니 지고 다닐 힘도 있는데 병원에 가서 죽으면 안 되지. 병 없는 장골이라도 항암제 15번 맞으면 못 살아. 다 죽지. 그러니 병원에 가서 자르고 죽지 말라고 말해주는 거야. 또 깨끗이 잘라냈으면 그냥 두지 또 뭣하러 항암제를 써.

제자 이런 좋은 것을 왜 이제야 말씀하십니까?

스승 때가 되기 전에는 말해도 소용없으니까. 내가 왜 어려서 마늘 얘기를 안 하고 지금 하느냐? 이 세상에서는 안다는 게 통하지 않아. 화공약독이 극에 달해서 모조리 죽는 시기가 되면 들을까? 그 전에 얘기해서 미리미리 대비하자고 하면 웃어요. 이제는 얘기하면 듣지. 안 들으면 죽는다는 걸 눈으로 보니까.

제자 그럼 지금이 바로 화공약이 극에 달하는 시기라는 말입니까?

스승 앞으로 몇 년 못 가 암보다 더 무서운 괴질이 나올 거야. 이미 나오기 시작했잖아. 그때 이웃이 죽고 가족이 죽으면 내 말이 통하겠지.

제자 그래도 병원에서는 항암제를 써야 전이가 저지된다고 합니다.

스승 지금의 암은 화공약독이 오래돼서 암 덩어리가 된 거고, 암이 채 못 된 건 피 속에 숨어 다니지. 사진에 나타난 지점이 위장이면 위암이라고 하는데, 양이 적어서 나타나지 않는 것은 그냥 숨어 다닐 뿐이지 없는 게 아냐. 한 번 들어온 화공약독이 몸속에 있지 어디로 나가는 거 아니니까. 이렇게 화공약독이 피를 타고 팽창해 나가는 것이 암인데, 몸 속에 피 없는 데가 없잖아? 그러니 전신이 암일 수밖에. 뭐 유방암이 폐암으로 전이 됐다? 제 정신으로는 그런 말 못하지. 피 속이 전부 암인데 어떻게 퍼진다고 말하나? 그걸 잘라내 버린다고 암이 없어지나? 전신이 암인데….

제자 암 환자에게 식이요법은 어떻습니까?

스승 먹는 것만큼 인간이 살아가는 데 중요한 게 없는데, 먹는 것에 너무 구애 받으면 영양보충이 안 돼. 영양 보충 없이는 천하의 좋은 약을 먹어도 살 수가 없어. 혈압에 소금 안 좋다, 고기도 안 좋다, 다 못 먹게 한다? 환자는 하루하루 쇠약해져 가는데 먹고 싶은 걸 못 먹게 하면 죽는 수밖에 더 있나. 먹고 싶다는 건 그게 꼭 필요하니까 먹고 싶은 건데….

제자 세간에는 저영양식을 위주로 식이요법을 권하는데 그건 어떻습니까?

스승 보리밥 아니면 먹지 마라, 두부만 먹어라 라는 식으로 영양실조를 자초하는 건 생명을 단축하는 길이야. 특히나 당뇨는 당이 오줌으로 나가버리는 병이니 먹고 싶은 걸 충분히 먹어야 해. 당이 나가거나 말거나 영양을 잘 보충해야 하는 거야. 그런데 당이 나간다고 영양가 없는 도토리 같은 걸로 묵을 해서 먹으면 어떻게 되겠어? 당이야 안 나오지만 그게 약이냐? 약이 아니야. 그런 걸 몇 달만 먹으면 영양실조로 바싹 말라 버려. 당이 나오는 것이 중요한 게 아니고 영양의 보충이 중요한 것이야. 그러니 아무거나 먹고 싶은 건 다 먹어야 해. 이것저것 구애받으면서는 자신을 구하기 힘들어.

제자 선생님 처방에는 오리나 민물고둥 등이 많이 들어가는데, 다른 의료기관에서 못 먹게 하는 경우가 많습니다.

스승 암으로 죽어가는 사람을 구하는 약을 일러주는데, 다른 데 가서 물어본다? 한약에는 닭고기든 오리고기든 고기는 안 좋은데 오리를 왜 넣느냐? 민물고둥은 왜 넣느냐? 그러면서 이게 암을 치료하는 약이냐, 보신하는 약이냐 따지고 드는 사람이 있지. 그 뿐인가? 현미가 좋다고 하는데 왜 그걸 못 먹게 하느냐, 간 약에 왜 녹용을 안 쓰느냐, 용을 써도 되느냐, 그럼 난 두말 않고 전화를 끊어버려. 아무 것도 모르는 사람도 이거 먹으면 낫는다고 약을 지어주지 안 낫는다고 말하면서 지어주진 않아. 결국 그 병 앓다가 죽으면 자기만 손해 아니야?

제자 요즘에는 생명물리학, 전자파동학, 유전자기법, 분자세포생물학 등 새로운 분야가 개척되어 의학이 진일보하고 있는데, 어떻게 생각하십니까?

스승 서울 안 가본 사람이 가 본 사람을 이긴다고 하잖아. 안 가 본 사람은 이론적으로 아주 세세히 알지만 전부 엉터리야. 귀신을 본 사람이 없고 오장육부가 눈에 보이는 거 아니야. 요즘엔 내장이 모두 사진으로 나오고 내시경을 써서 눈으로 보지만 경락이나 신경으로 다니는 귀신은 못 보거든. 지금 서양인들이 신경줄을 타고 다니는 전류가 얼마다 하는 것은 알지만 그 전류가 불이라는 건 모르고 또 이 불이 신이라는 것도 까맣게 몰라. 유전이나 분자다 해서 말을 새로 만들어 그럴듯하게 치장은 하지만 약효에는 큰 변화가 없잖아? 요란만 했지. 당뇨도 낫지 않고 암도 여전히 불치이고 비만환자는 오히려 증가하고 있어.

 약을 쓰는 법은 어떠합니까?

 병을 고치려면 자연에 끌려 다니지 말고 자연을 끌고 다녀야 해. 약 쓰는 법이 그래. 열이 좀 난다고 해열제를 쓰는 건 끌려 다니는 거지. 남의 병을 고치려고 나섰으면 내가 자연을 끌고 다녀야 해. 예를 들어 어떤 사람이 위암이라고 할 때, 그 사람 생긴 거 하고 성질을 보면 저 사람은 수체(水體)이고 지금은 위암이니까 토(土)에 속하는 병을 앓고 있다. 그러면 어떻게 약을 써야 하느냐? 위는 토니까 토에 속하는 병을 누르는 데는 목(木)의 힘이 있어야 해. 목극토니까. 그런데 그게 너무 강해도 사람이 죽어버린다. 그러면 무슨 약으로 얼마를 써야 하느냐? 토에 속하는 병이라고 해서 그걸 극하는 약만 써서는 안되니까. 화생토하면서 목을 가지고 다스리면 돼. 이건 상상할 수 없을 만큼 난해한 거야. 어려운 거지. 약 쓰는 것도 전쟁과 같아. 그 사람의 허실을 잘 살펴 가지고 분명한 약을 쓰면 낫는데, 지금 의원은 약 쓰는 법이 서양인들하고 비슷해. 어떤 병에는 무슨 약 식으로 병을 따라 처방이 나가거든. 환자의 오장육부가 어떻게 돼있는지 상관 안하는 게 문제야. 병법에 지피지기면 백전백승이라 했는데, 그 사람의 사정은 덮어놓고 병에 대한 약만 쓴다고 병이 나을까? 그런 약은 먹어봐야 해를 입으면 입었지 득이 될 게 없어.

제자 선생님 사후에는 누가 이런 오묘한 이치를 알고 이어갈까
요?

스승 우리나라는 국조 단군 할아버지 이래로 신역(神域)이고,
영역(靈域)이니 내가 죽어도 무서운 재주가 나올 거야. 신역이
라 땅에서 나는 풀도 영묘한 신초(神草)니까 무서운 재주가 나
와서 계승이 돼요. 내가 일러주는 것은 없어지지 않아. 유비가
올 때 그 유비의 운으로 관우, 장비가 오잖아? 제갈량도 오고.
유비 하나만 달랑 오지는 않아. 마찬가지로 이성계가 올 때 퉁
두란이 오고, 왕건이 날 때도 혼자가 아니었지. 뭔가 나와요.
내 얼굴 못 본 사람 속에서 많이 나올 거야.

제자 암약을 구성하시는 이치를 알고 싶습니다.

스승 암은 죽어 가는 병이야. 죽어 가는 병에는 병을 고치는 것
을 위주로 하면 안 돼. 죽어가는 걸 살리는 약이라야 생명을 구
할 수 있거든. 그래서 내가 쓰는 건 약이 아니라 영양물이야. 병
은 사람을 죽이지만 영양은 사람을 살리고, 피도 살리고 살도
살리거든. 약이 몸에 들어와서 힘줄, 뼈, 신경이 다 살아나면
그 사람은 사는 거야. 사람이 죽는 판에 병을 고치는 약을 쓰면
그 약을 먹고 살 수가 없어. 그래서 나는 병균을 죽이는 걸 위주
로 하지 않고 새 살이 나고 피가 살고 하는 생신(生新)을 위주로

해. 약과 영양이 반반인 게지. 새 살이 자꾸 밀려 올라오면 병균
은 저절로 없어지거든. 중병에는 전부 병을 고치는 약을 안 써.
그래서 다른 사람들이 쓰는 약 중에는 위험한 약이 많지만 내
가 쓰는 약에는 일체 그런 게 없어.

제자 말기암 환자도 살릴 수 있습니까?

스승 녹반을 써라. 녹반 섞는 비율은 30:1, 20:1이고 어린애는
50:1로 해야 돼. 늙은이도 50:1로 하고. 어려운 병에는 녹반이
들어가야 돼. 말기 암에도 써야 하고. 녹반이 들어가면 암 세포
를 녹이는데 썩은 살을 귀신과 똑같이 끊어내거든.

제자 말기암 치료제로 녹반 말고는 없습니까?

스승 암이나 모든 난치병은 초기에 치료하면 백발백중이야. 밥
도 못 먹는 사람이 약을 흡수 할 수 있겠나? 여기저기 병원만
옮겨 다니며 수술하고 항암제 맞고 재발한 후에 다시 와서 살
려달라고 하면 열 명 중에 얼마가 살겠나? 사는 것 같다가도 곧
명이 다해버리는 경우가 많아. 최고의 비밀은 마지막에 나타나
게 되어 있어. 그건 이미 다 말해주었지. 자네 마음에 떠오르는
그런 약을 써야 해. 핵단, 삼보주사 이런 거 숨넘어가기 전에 열
심히 주사해주다 보면 언젠가는 사는 때가 와요.

제자 하지만 암환자들은 초기나 중기에는 대부분 수술이나 항암제에 의존하지 않습니까?

스승 원기가 남아 있을 때 치료를 해야 해. 헌데 사람들은 힘이 있다 싶으면 가서 수술하고 항암제를 맞거든. 그리고 암이 좀 완치된다 싶으면 눈에 안 보인다고 다 나은 줄 알지. 암이 어디 한 부위에만 생기는 사마귀가 아니잖아. 암의 뿌리까지 뽑아야 하는데 잎사귀만 걷어내고는 치료가 다됐다 하는데 금방 재발해 버리잖아. 이런 방식은 곤란해. 힘이 있을 때 암의 뿌리까지 치료하는 그런 종합적인 방법을 써야 해.

제자 요즘 학생들과 직장인들은 앉아있는 시간이 많아서 목디스크에 잘 걸리는데, 어떻게 고쳐야 합니까?

스승 목디스크는 다쳐서 그렇게 되는 게 아니고 화공약독이야. 뼈에 붙은 힘줄, 뼈막이 굳어져서 뼈가 돼버리고, 뼈가 커져서 신경구멍을 막아 버리는 거야. 이걸 고치는 법은 해독시키는 것뿐이야. 오리에 금은화, 포공영, 유근피, 동송근 같은 걸 넣고 고아 먹어야 돼. 약을 쓸 땐 사람을 봐서 여러 가지 가감이 있어야 해. 내가 일러주는 걸 배운다고 다 되는 건 아냐. 머리가 있어야 해.

제자 목디스크를 수술하면 어떠합니까?

스승 그건 수술해도 안 돼. 수술해야 할 정도에 이르면 벌써 척추뼈 전부가 다 굳어진 상태야. 수술로 제일 심한 뼈 하나만 수술하면 잠깐은 괜찮겠지. 하지만 시간이 지나면 수술한 위의 뼈마디나 바로 아래 뼈마디가 또 그래. 그 동안 뼈가 자라나니까. 그게 암과 같아. 다른 뼈마디로 전이되는 게 아니라 이미 척추 뼈마디마다 전부 그렇게 되어 있는 거야.

제자 요즘에 간암 환자 중에 특히 O형 혈액형이 많은데 무슨 연유가 있습니까?

스승 화공약독소와 지중독소가 공간의 적색소층을 파과하거든. 혈액형이 O형인 사람은 이런 적색소에 결함이 오고 말아. O형은 화(火)장부니까 숨을 쉴 때 적색소 위주기 때문에 심장이 잘 고장이 나. 순수 100퍼센트 O형인 사람은 없고, 90퍼센트 O형도 이제 없어. 90퍼센트 O형은 감기약을 입에 털어 넣으면 그 자리에서 죽어. 예민한 거지. 광복 후 10년 안에 이런 사람들은 간암으로 다 죽었어. 지금 살아있는 O형은 36퍼센트에서 40퍼센트전후야. 진짜 O형은 꿀을 먹거나 인삼을 먹으면 입에서 연기 나고 코에서 연기 나서 죽어.

제자　그럼 O형이 안 죽는 방도가 있습니까?

스승　미리 예방해야 돼. 간장과 심장을 살리는 것은 해독이 첫째이고 다음이 청혈이야. 피가 맑아야 살아. 익모초를 오래 고으면 청혈제야. O형엔 최고의 보약이지. 또 민물고둥이 있잖아. 체력이 떨어지는 것을 막으면서 해독, 청혈을 해야 살아. 2000년대에 나타날 가공할 괴질들에 O형이 제일 먼저 죽기로 되어 있어.

제자　해독작용을 하면서 체력을 보충하는 약이 있습니까?

스승　내가 말한 쑥뜸(영구법)을 뜨면 돼. 옛날엔 불로장생한답시고 수은이나 비상 같은 걸로 만든 금단을 먹다가 일찍 죽은 사람이 부지기수야. 쑥뜸을 7일 정도 뜨면 신선이 만든 독이 없는 금단을 1년 먹은 거보다 훨씬 나아. 편작심서에도 나오잖아? 하추지교(夏秋之交)에 구천장(灸千庄)하라고. 단전에 뜸뜨면 진기회통하고 불로장생한다. 이게 바로 영구조식법이야. 요즘에 호흡한답시고 몸을 망치는 건 좋지 않아.

제자　쑥뜸 말고는 방법이 없습니까?

스승　유황오리가 있잖아. 산삼은 돈 주고도 구하기 힘드니까. 보양에 있어서 유황오리는 산삼보다 나은 보양제이자 훌륭한

해독제야. 재래종 오리에 유황을 먹이면 피똥도 안 싸고 죽지
도 않아. 그런 오리에 유황가루를 오래 먹이면 그 오리는 참으
로 좋은 약이 돼. 이건 만병에 좋아요.

제자 요즘 방송에서 보니까 예전에 선생님께서 말씀하신 뇌가
녹아서 죽는 병, 가만히 육신의 살이 녹아 가지고 뼈만 남아 죽
는 병, 자다가 죽는 병이 생기고 있습니다.

스승 그건 시작에 불과해. 2000년대에는 혈관 안의 피가 굳어
서 죽는 병, 가다오다 피 토하고 죽는 병 같은 게 많이 생기게
되어 있어. 어떤 혈액형 몇 퍼센트에 해당하는 사람은 가다가
도 죽게 된다.

제자 그럼 많은 생명이 그냥 죽어 가는 겁니까?

스승 어린 세대가 걱정이야. 화공약 속에서 성장한 어린 세대
가 더욱 무섭지. 대량으로 사람이 죽어서 집집마다 문을 닫고
자손이 없어서 대가 끊기는 위험한 일이 올 수도 있어.

제자 모든 게 화공약독 때문입니까?

스승 지구는 어머니야. 모성애지. 헌데 자식인 인간이 어머니
를 망치니 자연히 올 수밖에. 지금 화공약 피해가 심하기 때문

에 화공약독으로 빚어지는 게 전반적이야. 고금의서에 있느냐 하면 없어. 또 의학자들이 그런 괴질에 들어가서 머릿속 판단이 오냐 하면 안 와. 화공약독의 피해를 입어서 음기, 양기의 음전류, 양전류의 피해가 들어오기 때문에 정신이 홱 돌아 버릴 거야. 그러면 부모도 모르고 자식도 몰라 볼 걸.

제자 예방을 하면 어느 정도 도움이 되겠지요?

스승 지금은 어려운 시기야. 어려운 병일수록 지혜와 정성을 들여야 해. 사람을 도울 만한 힘이 있는 사람은 사람에게 사기를 안쳐. 어머니가 의사가 되고 자신이 의사가 돼야 해. 병원 원망하지 말고 제 병은 제가 고쳐야지. 예방은 꼭 필요해. 사람이 건강해야 자신도 돌보고 가족도 돌보고 나라도 돌보잖아. 유황오리고 죽염이고 다슬기고 틈나는 대로 자꾸자꾸 넘기면 살아. 할 수 있으면 쑥뜸도 뜨고.

제자 요즘엔 어린이 심장병이 많은데 어떻게 하면 나을 수 있습니까?

스승 내가 책에 해 놓은 건 AB형이나 B형의 약처방이지. 전중혈을 뜨는 건 누구라도 돼. 그런데 심방이나 심실이 녹아 가지고 피가 스며 나가서 금방 숨이 넘어가는 그런 급성 심부전은

양팔에다가 침을 놓고 전중에 40초, 30초짜리 그런 뜸을 계속
뜨게 되면 다 나아. 심장병은 만에 하나라도 실수가 없어.

KI신서 2227

핵약, 뿌리까지 없애는 암치료 혁명

1판 1쇄 발행 2010년 01월 08일
1판 2쇄 발행 2010년 03월 02일

지은이 김종윤 **펴낸이** 김영곤 **펴낸곳** (주)북이십일 21세기북스
출판컨텐츠사업본부장 정성진 **생활문화팀장** 김선미
기획편집 김미경 **영업·마케팅** 최창규 김용환 이경희 노진희 김보미 허정민 김현섭
출판등록 2000년 5월 6일 제10-1965호
주소 (우413-756) 경기도 파주시 교하읍 문발리 파주출판단지 518-3
대표전화 031-955-2100 **팩스** 031-955-2151
이메일 book21@book21.co.kr **홈페이지** www.book21.com **커뮤니티** cafe.naver.com/21cbook

값 12,000원
ISBN 978-89-509-2177-4 13510